治療トラブルと経営リスクから
歯科医院を守る法律相談

―即実践できる予防策・解決策―

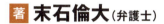

Q&A

著 末石倫大（弁護士）

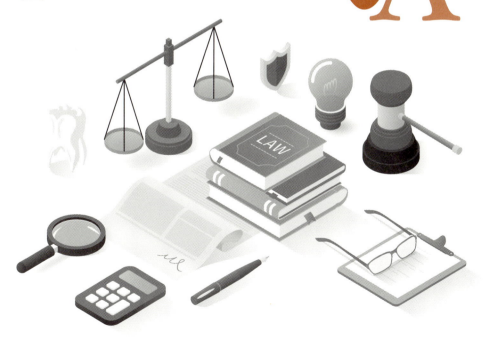

HYORON

はじめに
―本書をお読みいただく先生方へ―

　本書は月刊『日本歯科評論』に2015年1月号から毎月，連載していたコラムから抜粋してまとめたものです．読者として歯科医師を想定し，歯科医師の先生方に興味を持ってもらえるような実践的な内容を，なるべく平易な言葉でコラムにまとめていくことを意識して執筆していったものとなります．

　連載を開始した当初はこれほど長く続くとは思っておりませんでしたが，歯科医師の診療と経営にかかわる法的な問題の範囲は広く，また，日々アップデートされていくものであるため，コラムで紹介する内容が絶えることはなく，回数を重ねていくこととなりました．

　私自身は，医療事件（いわゆる「医事紛争」とか「医療過誤事件」等と呼ばれるもの）を業務の中心としている弁護士であり，コラムにおいても，医療事件にまつわる解説や普段の診療の中での注意点などを中心に紹介・解説してきました．医療事件を法的に考察すると，その奥は深く，（私自身も勉強を続けている身ですが）法律家の議論の種は尽きないわけですが，それは机上の空論ではありません．法律は生身の人間の社会活動について適用されるのですから，法律が適用される現場がどのようなものであるかに興味関心がなければ議論できるわけがないのです．

　たとえば，法律家が「過失」と呼び，巷では「医療過誤」とか「医療ミス」等と言われるものの判断も具体的な場面では容易ではありません．インプラント手術前にCT検査を行う義務があるかどうか（怠ったら過失かどうか）や，保険診療において根管治療中にリーマーが破折して残置してしまったら過失かどうか，といった点は，歯科医師の間でどのように考えられているのか，通常，歯科医療においてどのようなことが行われているのか，といったことを検討せずには議論できません．筆者としては，本書を手にとっていただいた歯科医師の先生方が，これをきっ

かけに，自身に適用される法律についてのご意見を，医療人の立場から発信することを期待しております．

さて，厚生労働省の統計（令和4（2022）年　医師・歯科医師・薬剤師統計の概況）によれば，歯科医師数は105,267人とのことですが，そのうちの半数以上にあたる56,767人が診療所の開設者又は法人の代表者とのことです．歯科医師の半数以上が「経営者」であり，将来的に「経営者」になる者も含めれば，歯科大学を卒業した者のうちの相当な割合が経営者になることになります（これほど卒業生が経営者になっていく学部は他にあるのでしょうか？）．しかも，大手企業と異なり，法務部も人事部も総務部も経理部も存在しない小さな企業の経営者ですから，歯科医師の先生方は歯科医療のプロフェショナルというだけではなく，経営者としても誤りのない対応を求められることになってしまうのです．本書は，そのような先生方に法律家から伝えたい内容のエッセンスをまとめたものということになります．

本書をきっかけとして，歯科医師の先生方が法律というものを身近に感じて発信したり，臨床家として明日からの診療に役立つ気づきを得たり，または経営者としての注意点を知っていただければ，筆者としては幸いです．

最後に，コラムの執筆段階，本書の出版段階において多大なるご協力とお世話をいただいた編集部の渡邊　潤様，古井基継様，平塚康美様，コラム執筆開始当初から数年にわたって多大なるご尽力をいただき，ご迷惑をおかけした元編集部の前田千里様には心よりお礼を申し上げます．

令和6年12月　末石　倫大

CONTENTS

はじめに ─本書をお読みいただく先生方へ ……………………… *3*

I これだけは押さえておきたい！ 歯科医師をめぐる法規定

1. 医療訴訟の現在（いま） ………………………………………… *10*
2. 医療における「過失」とは …………………………………… *24*
3. 医師・歯科医師の裁量 ………………………………………… *29*
4. 歯科医療における「説明義務」 ……………………………… *34*
5. 応招義務 ………………………………………………………… *39*
6. 歯科医師に対する行政処分 …………………………………… *45*
7. 歯科医療関連死と医療事故調査制度 ………………………… *49*
8. 歯科医師の守秘義務 …………………………………………… *58*
9. 弁護士に依頼するには…… …………………………………… *62*

[コラム] 契約書について ………………………………………… *65*

II こんなときはどうすれば?! 歯科治療のトラブル対応Q＆A

1│一般治療

Q01 インプラント治療のトラブル①：説明義務 ……………… *68*

Q02 インプラント治療のトラブル②：術前検査・手術・術後管理 … *73*

Q03 インプラント治療のトラブル③：骨造成に関する説明義務 …… *79*

Q04 矯正治療の注意点：記録化の要点 ………………………… *83*

Q05 根管治療のトラブル対応①：リーマー, ファイルの破折 …… *88*

Q06 根管治療のトラブル対応②：リーマー等の破折に関するもの以外 *96*

Q07 抜歯に関する紛争 …………………………………………… *101*

Q08 気腫について ………………………………………………… *106*

Q09 歯の切削に関する紛争 ……………………………………… *110*

Q10 歯科治療が原因で顎関節症になったとの訴え ……………… *114*

Q11 金属アレルギーに関する紛争 ……………………………… *118*

Q12 ホワイトニングの注意点 …………………………………… *122*

Q13 口腔がんの診断について …………………………………… *126*

Q14 ラバーダムに関する裁判例 ………………………………… *130*

Q15 口腔衛生管理の自己責任とは ……………………………… *134*

2│高齢者対応

Q16 誤飲・誤嚥をめぐるトラブル ……………………………… *138*

Q17 認知症の患者について ……………………………………… *142*

Q18 高齢者の薬剤と歯科治療について ………………………… *146*

3│薬剤投与関連

Q19 薬剤投与による副反応への法的対応：
医薬品副作用被害救済制度 ………………………………… *150*

Q20 局所麻酔に伴うアレルギーへの対応 ……………………… *153*

Q21 歯科診療関連死と歯科医師の救命措置 …………………… *157*

Ⅲ │ 学校では教えてくれない?! 歯科医院の法律相談Q＆A

1│医院運営・経営

Q22 賃貸借契約の注意点①：
賃料減額請求権と解約・更新拒絶の正当事由 ……………… *164*

Q23 賃貸借契約の注意点②：相続・事業承継，敷金 ………… *168*

Q24 歯科医院のホームページ …………………………………… *172*

Q25 歯科医師賠償責任保険 ……………………………………… *176*

Q26 入居中のビルが建て替えで，退去通告 …………………… *180*

Q27 医療紛争におけるカルテの扱い方 ………………………… *186*

Q28 カルテへの追記と改ざん …………………………………… *190*

Q29 説明義務：提案・説明した当日に治療を行うケース …………… *194*

Q30 同意書を整える①：智歯抜歯 …………………………………… *198*

Q31 同意書を整える②：補綴治療 …………………………………… *202*

Q32 同意書を整える③：インプラント ……………………………… *206*

Q33 医院承継・相続に関する悩み① ………………………………… *210*

Q34 医院承継・相続に関する悩み② ………………………………… *213*

Q35 医院の相続について① …………………………………………… *216*

Q36 医院の相続について② …………………………………………… *220*

Q37 院長が急死した場合の対応 ……………………………………… *224*

Q38 歯科医師が他界した後の返金等の問題 ………………………… *228*

Q39 医療機関の倒産 …………………………………………………… *232*

2 | 患者対応

Q40 個人情報の適切な取り扱い①：事業譲渡・医院承継の場合 *235*

Q41 個人情報の適切な取り扱い②：児童虐待の通報 …………… *238*

Q42 個人情報の適切な取り扱い③：家族への確認 ……………… *241*

Q43 治療費の支払いをしない患者への対応 ……………………… *244*

Q44 返金要求への対応 ………………………………………………… *249*

Q45 大声で騒ぎ不満を主張する問題患者への対応 ……………… *253*

Q46 歯科医院の防犯カメラ …………………………………………… *257*

判例索引 …………………………………………………………………… *260*

▌判例出典の略称一覧

最高裁判所裁判集刑事：刑集

最高裁判所民事判例集：民集

判例タイムズ：判タ

判例時報：判時

D1-Law.com 判例体系：D1-Law

裁判所ホームページ掲載判例：裁判所HP

I

これだけは押さえておきたい！
歯科医師をめぐる法規定

1
医療訴訟の現在（いま）

医療紛争と医療訴訟

　まず基本的に，「医療紛争」と「医療訴訟」という言葉を私は使い分けています．患者と医師・歯科医師とが「紛争」つまりトラブルになったとしても，これらがすべて「訴訟」つまり「裁判沙汰」になるわけではありません．「医療紛争」の中で裁判になったものだけが「医療訴訟」になるわけです．医療紛争中の何％が医療訴訟になっているのかはわかりませんが，紛争が増えれば訴訟件数も増える可能性があります．

医療訴訟件数の推移

　医療訴訟件数は裁判所のホームページで件数が公開されており，**図1**は医療訴訟の新受件数（裁判所に新しく訴えが提起された数）の推移をまとめたものです．徐々に増えて平成16年にピークを迎え，その後，減り始め，平成21年以降は横ばい傾向となっています．

　医療訴訟が特に注目を浴びたのは平成11年でした．同年1月11日に横浜市立大学病院の患者取り違え事件が起き，2月11日に東京都立広尾病院事件（血液凝固阻止剤と間違えて消毒液を点滴），7月10日から11日にかけて杏林大学病院割り箸事件（転倒して割り箸でのどを突いた男児が死亡．平成20年に医師の無罪が確定）など，立て続けに大き

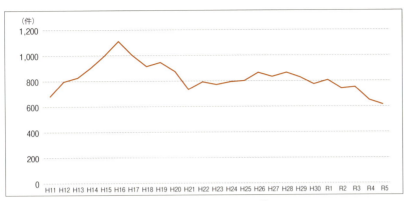

図1 医療訴訟件数の推移[1].

な医療事件が生じたことで，社会的に医療バッシングが熱気を帯びました．

その後，過熱した医療バッシングが「医療崩壊」を引き起こしている，との批判が起きます．平成16年に起きた福島県立大野病院事件（帝王切開術を受けた産婦が死亡）で，平成18年に医師が逮捕されるという事態まで生じたからです．

やがて，医療バッシングが沈静化していくとともに医療訴訟の件数は減っていきました．その後，「人は誰でも間違える」[※1]ことを前提とした医療安全の取り組みが進んできたことも，件数の減少に寄与したかもしれません．

なお，この頃から医療訴訟における原告認容率，つまり患者側が勝訴する割合が低下していきました（後述）．訴えても負ける可能性が高くなったことは，訴訟件数を減らす結果に繋がったものと思われます．

しかしながら，先に述べたように訴訟件数の減少も，平成21年以降に横ばい傾向となっております（**図1**）．

※1……「To Err is Human」（邦題：人は誰でも間違える）とはアメリカの Institute of Medicine（米国医学研究所）で平成11年に発表された医療安全に関する報告書です．個人にミスしないことを求めたり，ミスした人間の責任を追及するのではなく，ミスすることを前提とした安全対策を行うべき，と提言しています．

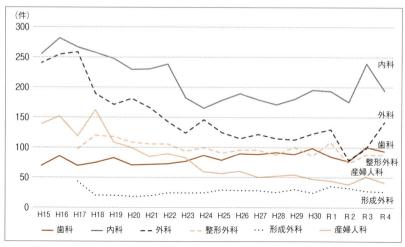

図2　診療科別の件数[1]（グラフは上位6診療科に絞って掲載）．

診療科別の件数の推移

　医療訴訟の新受件数を診療科別に見ると図2のようになります[※2]．これを見ると，内科や外科は平成16年以降，新受件数を大きく減らしていることがわかります．ところが，歯科は減っていないどころか，わずかに増加しています．

　平成16年以降，医科では医療安全対策が進んだにもかかわらず，歯科では取り組みが不足していたのかもしれません．また，インプラント治療などの高額で侵襲性の高い治療が普及したことも影響しているものと思われます．特に都市部では，特に訴訟件数の多い診療科目となっています（図3）．

※2……ただし，このデータは地方裁判所に限られ，簡易裁判所の件数はカウントされていません．請求金額が140万円を超えない場合には，地方裁判所ではなく簡易裁判所に訴えることとなっているため，請求額が比較的低額な歯科は，実際以上に件数が少なく見えている可能性があることに注意すべきです．

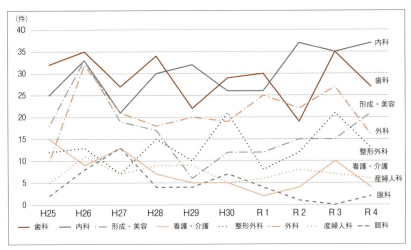

図3 東京地裁の診療科別の件数[2]（グラフは上位8診療科に絞って掲載）.

原告認容率

　では，訴訟になった場合，どのような結果になっているのでしょうか．医療訴訟では約45～55％が和解になります．また，5％前後が訴えの取り下げ（患者が訴えを継続することをやめ，取り下げること）で終わります．そして，判決までいくのは35～45％程度ということになります．

　図4は医療訴訟の原告認容率のグラフです．判決までいった医療訴訟のうち，原告（患者）が勝訴する割合は20％ということがわかります．医療訴訟以外の訴訟の原告認容率は80～85％程度ありますから，それと比べると医療訴訟の認容率は非常に少ない数字と言えます．

　患者側の勝訴率が低い原因としては，①患者に賠償すべき案件では，訴訟前に適切に賠償を行っていること，②訴訟前に金額で折り合いがつかなかったとしても，訴訟になった後でも賠償すべきものについては和解して賠償していること，③医療機関側に医療訴訟を専門とする弁護士がつく場合が多いこと，が挙げられます．

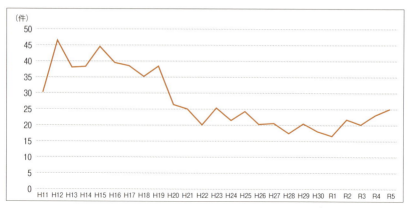

図4 原告認容率（患者側が勝訴する割合）の推移[1].

歯科の医療訴訟の推移

　医療訴訟全体を見渡すと，平成21年以降は新受件数は微増傾向ないし横ばいであるものの，原告（患者）認容率，すなわち"患者側が勝訴する割合"は低い水準を維持した状態にありますので，適切に対策（安全対策の導入・医師賠償責任保険への加入・顧問弁護士との契約等）をとっている限り，医療機関にとって大きな脅威になっているとは言えないと思われます．

　しかしながら，歯科に限って言えば，平成16年以降も訴訟件数は増えており，医療安全の見直しや，インフォームドコンセントの確立，同意書の取り方など，必要な方策は確実に対応できるように見直すべきなのかもしれません．

医療紛争の流れ

　ここまで医療訴訟に関する一般的な解説をしてきましたが，ここからは医療訴訟になる前の医療紛争について触れ，どのような場合に医療訴訟となってしまうのか，医療訴訟となった場合にどのような流れで裁判が進むのかなど，具体的な流れについて説明していきます．

① 患者からの金銭請求・交渉

医療紛争の始まりは患者からの金銭請求です．金銭請求といってもストレートに「○○円を支払ってほしい」というものから，「適切な補償をしてほしい」「誠意を示してほしい（誠意の示し方は…ゴニョゴニョ…）」といった不明確なものまでさまざまです．

こういった金銭請求に対する対応としては "払うか払わないか" "払うとすればいくら払うか" という判断と，それに基づく交渉を行うことが必要となります．

また，何らかの有害事象が生じたのであれば，なぜ生じたのか検討しなければならない場合もあるでしょうし，歯科医師に落ち度があるケースでは，どのように謝罪するか判断しなければなりません．

話し合い・交渉の結果，歯科医師から一定の金銭を支払うことになったのであれば，患者との間で示談書などを作成すべきです．書面化したほうが，法律関係の明確化や後々のトラブルの蒸し返しを防ぐことができるからです．

しかし，患者（またはその代理人弁護士）からの請求内容がまったくの言いがかりであったり，要求金額が過大であるなど，金額面で折り合いがつかないことになると，話し合い・交渉による解決は困難となります．そうすると，患者側としては諦めるか，何らかの紛争解決のための手続きを利用することになります．

いずれにしても，患者から金銭請求があった場合には，その段階で所属している都道府県歯科医師会に相談し，加入している歯科医師賠償責任保険の引受保険会社に連絡し，顧問弁護士がいる場合には弁護士にご相談することをお勧めいたします．

② 保険がきくものきかないもの

実は金銭請求の中にも歯科医師賠償責任保険がきかないものがあります．その典型が「治療費の返金要求」と「美容を唯一の目的とする医療に起因する賠償請求」です．

歯科医師賠償責任保険は，歯科治療によって患者に損害を与えてしま

った場合に，その損害額を保険会社が塡補してくれる保険なのです．患者が払ってくれなかった代金や患者に返すことになってしまった代金を塡補する保険ではありません．そのため，返金要求については歯科医師賠償責任保険はきかないのです．

また，美容を唯一の目的とする治療に係る塡補については，大手保険会社の代表的な賠償責任保険では保険の対象から外されています．大手以外の法人・団体が提供する保険商品で，美容を唯一の目的とする治療が対象になった保険も販売されてはいますが，保険料が高額であったり，免責金額が設定されているなど[※3]，一長一短があるものと言えます．

③　訴訟・調停・ADR

交渉による解決ができない場合，患者は諦めるか，何らかの手続きに進むかを選択します．考えられる手続きの選択肢としては，①訴訟，②調停，③ADRが代表的なものと言えます．①の「訴訟」がどのように進むのかについては，次項で説明します．

②の「調停」とは，裁判所で行う話し合いの手続きです．話し合いを進めるのは裁判官ではなく，調停委員と言われる2人の民間の有識者です．裁判所によっては調停委員として弁護士や歯科医師が入ることもありますが，必ず入るというわけではありません．

③の「ADR」（Alternative Dispute Resolution）とは，裁判外紛争解決手続の略で，各都道府県弁護士会等の団体がそれぞれ個別に実施している，紛争を解決する手続きです．私は東京と千葉のADRを利用したことがありますが，東京では仲裁人として3名の弁護士（うち1名は医療機関側の代理人として経験豊富な弁護士，うち1名は患者側代理人として経験豊富な弁護士）が話し合いの整理を行う方法が主としてとられており，千葉では弁護士1名が仲裁人として進行を行っているなど，各

※3……患者に30万円支払うことになったとしても，免責金額が20万円と定められている場合は，その20万円を差し引いた10万円のみが保険から支払われることになります．患者に支払う金額が免責金額を下回る場合には，保険からは支払われません（患者との交渉に要した費用が支払われる場合はあります）．歯科の場合，賠償金額が必ずしも高額になるとは限らないため，免責金額が設定されている影響は比較的大きいと言えます．

I. これだけは押さえておきたい！　歯科医師をめぐる法規定　　*17*

表　全国の医療 ADR（裁判外紛争解決手続）一覧.

場所	実施者・機関名	開設年月	仲裁人の体制	医師の関与
北海道	札幌弁護士会 紛争解決センター	H21.6	・原則 2 名体制（患者側弁護士 1 名，医療機関側弁護士 1 名）	なし
宮城	仙台弁護士会 紛争解決支援センター	H18.4	・原則 1 名体制（弁護士 1 名）	必要に応じてあり
東京	東京三弁護士会 紛争解決・支援センター	H19.9	・1 名体制（弁護士 1 名） ・2 名体制（患者側弁護士 1 名，医療機関側弁護士 1 名） ・3 名体制（患者側弁護士 1 名，医療機関側弁護士 1 名，それ以外の弁護士 1 名）	なし
千葉	千葉県弁護士会 紛争解決支援センター	R1.10	・1 名体制（弁護士 1 名）	あり
愛知	愛知県弁護士会 紛争解決センター	H9.4	・原則 1 名体制（弁護士 1 名） ・例外 3 名体制（患者側弁護士 1 名，医療機関側弁護士 1 名，それ以外の弁護士 1 名）	必要に応じてあり
大阪	公益社団法人民間総合調停センター	H21.3	・原則 3 名体制（患者側弁護士 1 名，医療機関側弁護士 1 名，医師 1 名）	あり
京都	京都弁護士会 紛争解決センター	H12	・原則 1 名体制（弁護士 1 名）	必要に応じてあり
岡山	岡山弁護士会 医療仲裁センター岡山	H21.9	・原則 1 名体制（弁護士 1 名） ・両当事者の希望がある場合（医師 1 名を加えて 2 名体制）	必要に応じてあり
広島	広島弁護士会 仲裁センター	H22.1	・2 名体制（患者側弁護士 1 名，医療機関側弁護士 1 名）	なし
愛媛	愛媛弁護士会 紛争解決センター	H22.3	・原則 2 名体制（患者側弁護士 1 名，医療機関側弁護士 1 名）	なし
福岡	福岡県弁護士会 紛争解決センター	H20.10	・原則 3 名体制（仲裁人弁護士 1 名，患者側弁護士 1 名，医療機関側弁護士 1 名）	必要に応じてあり

＊患者側弁護士・医療機関側弁護士とは，普段，患者側ないし医療機関側で代理人を務めている弁護士という意味であり，ADR における仲裁の場で“患者側ないし医療機関側を擁護する”ということではない.

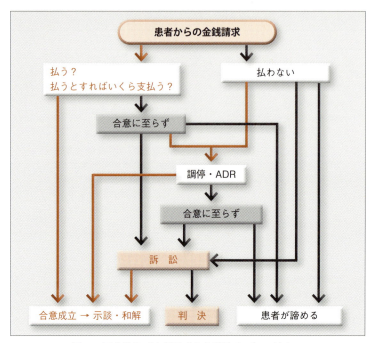

図5 医療紛争（金銭請求から解決まで）の流れ．

ADRによって整理の進め方は異なっています．

なお，調停やADRは，あくまでも話し合いを整理して解決を目指す手続きですから，これらの手続きで解決できなければ最終的には訴訟手続に移行するほかありません．

④ その他の嫌がらせ

患者と医療機関との間で医療紛争になっていると，特に訴訟を起こしても勝てないであろうとわかっている場合に，嫌がらせを行う患者もなかにはいます．たとえば，保健所や厚生局に"あることないこと"を吹き込むといった方法や，医院の前で騒音を出したり，近所に悪評判を書いたビラをまいたり，インターネット上の掲示板に悪評判を書き込む，といった方法です．このようなやり方には，毅然とした対応が必要となります（詳細は「Q45　大声で騒ぎ不満を主張する問題患者への対応」253頁を参照）．

⑤　医療紛争にどう対応するか

　もちろん，突如として訴えられてしまうケースがないわけではありませんが，通常は患者ないし患者の代理人から訴訟に至る前に金銭請求があるケースが多いものと言えます．

　歯科医師側にまったく非がない（クレーマー的な）ケースは毅然と対応するほかありませんが，汲むべき点がある場合には，適切に交渉することによって訴訟を防ぐことが期待できます．

　そういうなかで，ADRは当事者同士の交渉でうまくいかない場合のために，医療に特化した話し合いのための機関として機能しているものです．このような紛争解決手続の出現も，医療訴訟件数の減少や医療機関の勝訴率の向上に結びついているのかもしれません．

医療訴訟の流れ

①　医療訴訟の始まり

　医療訴訟は裁判所から「訴状」と「呼出状」が届くことで始まります．訴状は患者または患者の代理人弁護士が書いた書面で，呼出状は裁判所からの事務連絡の書面です．呼出状には，大抵，約1カ月後の日時が「第1回口頭弁論期日」と指定されており，その日時に裁判所に来るよう記載されています．併せて，その期日の1週間前までに「答弁書」を提出するよう記載されています．仮に訴訟になる前から交渉を弁護士に依頼していたとしても，訴状と呼出状は当事者本人（医療法人または個人宛て）に届きます．

　訴訟になる前から弁護士に依頼していたのであれば，訴状と呼出状が届いたことをすぐに弁護士に伝え，指示を仰いでください（裁判所から届いた資料のコピーを送付し，打ち合わせの日程を決めることになるでしょう）．弁護士に依頼していなかった場合には，すぐに弁護士を探して依頼します．都道府県歯科医師会や保険会社から紹介してもらうこともできるでしょう．

　なお，裁判所に出頭せず（本人も代理人弁護士も），答弁書も提出し

ない場合には，原告（患者）の言い分だけで判決がなされてしまうこともありますので，訴状と呼出状を無視して放っておく，ということだけは絶対にしないよう気を付けてください．

② 訴訟の流れ

最初に原告である患者から訴状が提出されているので，被告である医療機関から答弁書を提出し，その後は「準備書面」という互いの主張を記載した書面，カルテや後医の診断書，医学文献や協力医の意見書等の証拠を提出していくことになります．

裁判所で行う手続き（「期日」と言われます．正確には「口頭弁論期日」「弁論準備期日」等）はおおむね1カ月～1カ月半ごとに行われます．

お互いに準備書面や証拠を提出し，期日を重ねた後に，必要に応じて証人尋問や裁判所による鑑定等が行われて最終的に判決に至る，というのが訴訟の大きな流れです．その途中で（タイミングは裁判官や事案次第ですが）和解が試みられます．そして，和解が成立しなければ判決に至ることになります．

③ 訴えられた場合の歯科医師の負担

歯科医師自身が裁判所に行かなければならないのは，通常は尋問の際の1回だけです．尋問も必ず行われるわけではないので，裁判所に行かなければならないのは「0回か，あっても1回」です．それ以外は代理人弁護士だけが裁判所に出頭するのが通常です．ですから，訴えられたとしても，それほど診療の妨げにはならないものと思われます．

また，公開の法廷でなされるといっても，法廷傍聴を趣味としている人でもなければ気づくことはありません．ほとんどの場合にはマスコミが報じることもありませんし，風評被害が生じることはまれです．

少々面倒なのは，カルテの翻訳です．医療訴訟では，医療行為の正当性を立証するためにカルテを証拠として提出しなければなりません．ところが，ルールとして民事訴訟は日本語で行わなければならないとされているので，カルテに記載されている外国語（たとえば「C₂」「OA」「In」「TeC」「FMC」などの保険用語）は翻訳しなければなりません（図

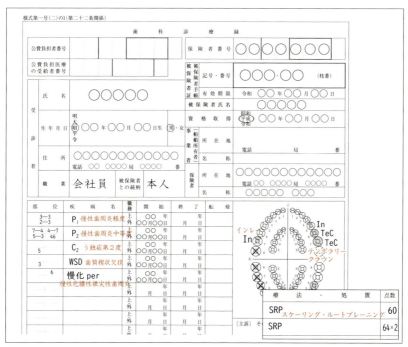

図6 カルテの翻訳・清書の例．様式は保険医療機関及び保険医療養担当規則「様式第一号（二）の1」「様式第一号の2」より．記入内容は筆者によるもの．

6）．

　また，手書きのカルテの場合には，乱雑に書かれた部分も清書することになります．翻訳・清書は，カルテをコピーし，該当部分のすぐ近くに赤ボールペンで翻訳・清書（たとえば「C_2」→「う蝕症（むし歯）第2度」）を記載して，これを必要な部数だけカラーコピーする方法で行います．

　それ以外に行うべきことは，代理人弁護士から送られてくる報告書や控え用の書面に目を通しておくことや，代理人弁護士との打ち合わせなどがあります．何度か綿密な打ち合わせをすることも必要なケースがあります．慣れないことばかりで大変かもしれませんが"訴訟があるから診療ができない"ということはないものと思われます．過大に心配する必要はありません．

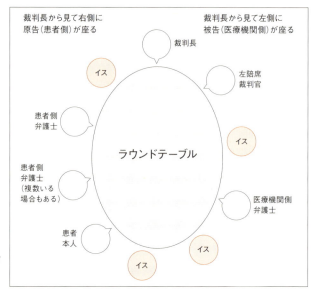

図7 裁判所のラウンドテーブル法廷.

④ 裁判所について

地方裁判所のうちのいくつかの裁判所には「医療集中部」と呼ばれる部署が置かれています．たとえば東京地方裁判所に訴えられた医療事件は民事14部，30部，34部，35部のいずれかの部署に，横浜地方裁判所に訴えられた医療事件は第4民事部か第5民事部のどちらかが担当することになります．

これらの部署には医療事件が集中するため，所属している裁判官も医療訴訟に慣れていくこととなり，弁護士から見ても頼もしく，かつ手ごわい裁判官となっていきます．

⑤ 医療訴訟の主な登場人物

医療事件の場合，通常，3人の裁判官が担当します．ニュース番組やドラマの中でよく見られる裁判所の法廷で，黒いガウンを着て並んでいる裁判官たちをイメージしていただくとわかりやすいですが，真ん中が裁判長で一番経験豊富な裁判官，傍聴席から見て左側（裁判長の右側）にいる裁判官が中堅の右陪席裁判官，傍聴席から見て右側（裁判長の左側）にいる裁判官が若手の左陪席裁判官です．裁判官の下には訟廷事務

（尋問の際の記録の作成や裁判官の補助など）を行う裁判所書記官がいます．

　民事訴訟では，傍聴席から見て左側に原告（患者側）が，右側に被告（医療機関側）が座り，毎回患者が出頭するケースもあります．証言台は，裁判官・書記官の席と向かい合うように置かれており，尋問される人はここに座って尋問を受けます．

　図7はいわゆるラウンドテーブル法廷といわれる部屋です．訴訟の最初の数回は先に述べた裁判所の法廷で行いますが（口頭弁論期日），途中からはこのような小さめの部屋でひざを突き合わせて行います（弁論準備期日）．

　私の印象として，小さめの部屋でのそれは通常の法廷で行うよりも率直な意見を述べやすく，訴訟が円滑に進むのかな，と感じています．なお，通常，3人の裁判官のうち主担当の2人だけが小さめの部屋で行う手続きを主宰します．

　ただし，近時はMicrosoft Teamsを利用したウェブ上での裁判手続が中心となっています．

＊

　もちろん，医療紛争に関わることはできるだけ避けたい事態ですが，やむを得ず医療紛争の当事者になってしまう可能性は，歯科医師であれば誰でも有している，と言えます．その時，最も大切なことは，普段の診療をおろそかにしないことであり，目の前の患者さんへの説明を丁寧に行い，適切に治療を行うことです．

＜参考文献＞

1）裁判所ホームページ「医事関係訴訟委員会について　6．医事関係訴訟の現状　医事関係訴訟に関する統計」．
2）矢尾和子，石川紘絽：東京地裁の診療科別の件数．法曹時報／東京地方裁判所医療集中部（民事第14部，第30部，第34部，第35部）における事件概況等（平成27年度），68(7)：27-49, 2016．
3）五十嵐裕美：医療ADR．裁判実務大系第2巻 医療訴訟（福田剛久，髙橋譲，中村也寸志編著），116-137，青林書院，東京，2014．

2

医療における「過失」とは

　歯科医師が診療において，診療契約または法律に基づいて注意しなければならない事項について注意を怠った場合，法律家はこれを「過失」と呼びます．一般には「医療過誤」と呼ばれるものです．

　医療は本質的に不確実なものですから，医療従事者に何の過失（注意義務違反）がなくても，望ましくない結果が生じてしまうこともあります．ですから，結果だけから"過失があったかどうか"を判断することはできません．それでは，法律家はどうやって医療従事者に過失があったかどうかを判断するのでしょうか．

　1つ，具体例を出します．ある患者の上顎左側犬歯から右側犬歯までの6本の歯に対して根管治療が行われましたが，5年後にこれらの歯に根尖性歯周炎が確認されてしまいました．この患者は「根管治療に過失があった（根管充塡が不十分であった）ために根尖性歯周炎が生じた」と主張しています．この事案について，この根管治療に過失があったかどうかという点を（歯科医学の素人である）裁判所がどのように判断するのか考えてみてください．

過失の有無はどうやって判断されるのか

　まず，医師・歯科医師は患者との診療契約により「善良な管理者の注意義務」（善管注意義務）を負うものとされています．

Ⅰ. これだけは押さえておきたい！　歯科医師をめぐる法規定　　*25*

　そして，医師・歯科医師が注意義務を果たしたか否か（つまり過失があるか否か）は，当該治療が「診療当時のいわゆる臨床医学の実践における医療水準」に照らして適切であったか否かによって判断されています（最高裁第三小法廷昭和57年3月30日判決，判タ468号78頁）．

　なお，この「医療水準」は「当該医療機関の性格，所在地域の医療環境の特性等の諸般の事情」によって（たとえば，当該医療機関が地域の中心的な医療機関であるのか，一般開業医であるのか等によって）異なるとされています（最高裁第二小法廷平成7年6月9日判決，民集49巻6号1499頁）．

　このように，「その当時の医療水準に照らして適切であったかどうか」によって過失の有無は判断されます．言い換えると，「当該医療行為がなされた当時，当該医療行為を行った担当医と同じ立場におかれた一般的なレベルの医師・歯科医師にはどのような注意を払うことが求められていたのか，当該医療行為ではそのような注意が払われていたのか」によって過失の有無が判断されるのです．

医療水準はどうやって導き出されるのか

　では，（医学・歯科医学の素人である）裁判所はどうやって「医療水準」を導き出すのでしょうか．

　裁判所には，患者側と医療機関側双方から証拠が提出されます．その中には診療ガイドラインや教科書，医療用医薬品の添付文書などの一般的医学的知見が記載された医学文献もあれば，協力医の意見書等の当該具体的事案について書かれたものもあります．場合によっては，裁判所が選任した専門委員や鑑定人（医師・歯科医師）から，当該具体的事案についての意見を得ることも可能です．

　こうして得られた医学的知見・意見をもとに，問題となっている医療行為がなされた当時，医療行為を行った担当医と同じ立場におかれた一般的なレベルの医師・歯科医師にはどのような注意を払うことが求められていたのか，が検討されることになるのです．

　冒頭の事案では，複数の医学文献や医師・歯科医師の意見書などから

寄せられた医学的知見をもとに，裁判所は「歯科医師…は，根管充塡に当たっては，根管の緊密な充塡を実施すべき注意義務を負っている…．そして，緊密な充塡の程度については，…医学的知見によれば，…特段の事情がない限り，少なくともX線写真上，根尖から2mm程度の位置まで充塡されているかどうかが適否の重要な基準になる」などと述べて，医療水準に照らして適切と言えるかどうかの具体的な基準を示しました．

そして，問題となっている根管治療では，エックス線写真上，根管充塡材が根尖から4mm程度手前の位置までしか達していなかったことなどから，根管治療にあたって根管の緊密な充塡をしなかった過失がある，と認定しました（東京地裁平成23年2月14日判決，判タ1381号192頁）．

このように，医療訴訟では医学文献や医師・歯科医師からの意見をもとに，医療水準がどこにあるのかが検討されることになるのです．

「みんなそうやっていますよ」は通じるのか

「同じ立場におかれた一般的なレベルの医師・歯科医師にどのようなことが求められているのか」が重要なら，たとえば同じ市内の開業医仲間と同じレベルの治療を行っていれば過失と言われることはない！…このように断言できるでしょうか．

実は「絶対に大丈夫」とは言い切れないのです．次のような事件がありました．

20年来の喘息患者であったPさんは，過去10回近く意識障害を伴うほどの喘息発作を起こしていました．歯科医院受診の際，予診録に喘息の既往症がある旨およびピリン系薬剤が使えない旨を記載し，問診に対してもピリン系の薬剤で喘息の発作が起こる旨を答えましたが，自分がアスピリン喘息（NSAIDs過敏症）であるとは知らなかったため，歯科医師にその旨は告げませんでした．そして，歯科医師がPさんに対して抜歯処置を行った後にロキソニンを投与したところ，Pさんは1時間後にアスピリン喘息発作を起こし，窒息死してしまいました．

この歯科医師は，アスピリン喘息とロキソニンの関係について知らな

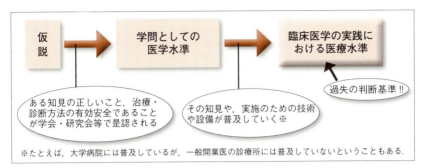

図　新規の医学的知見，治療方法や診断方法が医療水準になるまで．

かったため，ロキソニンの投与が禁忌とされているアスピリン喘息であるか否かについてPさんに問診をすることなく，アスピリン喘息ではないとの確定診断なくロキソニンを投与してしまいました．そして，裁判所では，"これらの点に過失がある"との認定がなされてしまったのです[1]（福岡地裁平成6年12月26日判決，判タ890号214頁）．

　注目すべきは，この事件の判決で「アスピリン喘息に関する知識が○○市内の開業歯科医師の間では一般的に定着するに至っていたとはいえないなどの事情は被告に課せられていた研鑽義務を何ら軽減するものではない」と判示されていることです．自らも，また同じ地域の他の歯科医師も，必ずしも皆が知っているという状況ではなかったとしても，それだけで，医療水準，求められている医療レベルでないことにはならないのです．もっとも，求められている"医療水準"が現実にそぐわない要求ではないのか，法律家は謙抑的でなければならないと私は考えています．法律家が無理難題を突きつけることは，却って正常な医療の実施を阻害することになると思うからです．

＊

[1]……なお，アスピリン喘息でないとの確定診断なくロキソニンを投与し，患者が死亡してしまった事案で，歯科医師の責任を否定した裁判例もあります（前橋地裁平成24年8月31日判決）．アスピリン喘息については，厚生労働省がホームページ上で公開している「重篤副作用疾患別対応マニュアル」の呼吸器の項目をご参照ください．

歯科医師が患者に対して負っている善管注意義務を果たしたか否かは，「診療当時のいわゆる臨床医学の実践における医療水準」から"適切といえるかどうか"で判断されます．

具体的には，診療ガイドライン，添付文書，医学文献や医師・歯科医師の意見書等から，問題となっている医療行為がなされた当時，医療行為を行った担当医と同じ立場におかれた一般的なレベルの歯科医師には"どのような注意を払うことが求められるのか"が検討され，実際にかかる注意が払われたかどうかが判断されます．

医療の発展は日進月歩であると伺っています．歯科医師としては，歯科医療の発展に伴って，"求められている歯科医療"が変化をしていないか（たとえばインプラント治療に際して術前CT撮影が求められているか否か等）アンテナを立てておく必要があると思われます．

3 医師・歯科医師の裁量

医師・歯科医師の先生方は，患者に「どのような処置を行うか」「いつどのような説明をしようか」と，日々悩みながら，それでも決断をしながら診療を行っているものと思われます．ですが，後になって患者から「その処置の選択は適切ではなかった」「その説明では足りていなかった」などと，クレームになってしまうこともありえます．

このようなクレームについて，法律家はどのように考えるのか，日々の診療の中で先生方が下した決断はどのような場合に尊重されるのか，これをご説明したいと思います．

「裁量」とは何か

私が申し上げるまでもなく，医療においては，疾患の状態や患者の希望など多様な錯綜要因がある中で，しかも疾患が今後どのように変化していくのか不確定な状態にある中で，どのような処置を行うのがよいか，患者にどのように説明するかを判断していかなければなりません．ほとんどの場合，そこに"唯一無二の正解"などというものはありません．また，細かなことまですべてを説明し，治療内容を患者に決定してもらうことなど，現実的に考えれば不可能です．

患者にしても，通常，医師・歯科医師の治療を受ける際に，ありとあらゆる診療情報や医学的知見の提供を受け，自らがすべての治療方針を

決断していく，などということは望んでいません．一定の治療効果が見込まれる医療行為である限り，基本的には医師・歯科医師の判断に委ねたほうがよい，いつ何を説明すべきかについても医師・歯科医師が判断して説明してほしい，と考えていると思われます．

　そのため，医療の実践にあたって，医師・歯科医師の先生方は自らがよいと思う選択をすべきことになるのです．ですから万が一，その時の先生方の判断が思わしくない治療結果を招いたり，結果的には患者にとって不満な説明内容となったとしても，結果論だけからその判断を非難するのは適切ではありません．そこで司法としても，"そのように判断をすることも合理的であった"と言える限り，医師・歯科医師の判断を尊重すべきとされているのです．

　このような医師・歯科医師の診療における判断を尊重すること，医師・歯科医師の"ある判断"が尊重すべきものであることを，法律家は「医師・歯科医師の裁量」と呼称したり「この判断は医師・歯科医師の裁量の範囲内である」等と言っています．

　実際に訴訟の場で「裁量」が問題となるのは，①ある事項の説明をすべきであったかどうか（説明義務の有無）が争われる場面，②治療計画や治療方法等の選択が適切であったかどうか（過失（医療過誤）の有無）が争われる場面です．

説明義務との関係

　開業歯科医師のG先生には，平成8年ころ，審美性を特に重視している患者に対して，臼歯部にメタルボンドブリッジを勧めた経験があります．この時は，メタルボンドについての丁寧な説明を行い，患者からの質問にも細かく答えていったのですが，患者が審美性を特に重視していたので，金属色のブリッジについての説明はしませんでした．そうしたところ，後になって患者から"金属色のブリッジについても説明をしてほしかった"とのクレームが来てしまいました．これは法的にはまずかったのでしょうか．

図　実際の訴訟での「医師・歯科医師の裁量」の主な使われ方．

　たしかに，ある疾患について考えられる治療法の選択肢が複数ある場合には，そのすべてを挙げ，その長所と短所をすべて説明するのが理想的と言えるでしょう（特に手術のように患者の生命，身体に軽微ではない結果を与える可能性のある療法を実施する際には，必ず説明するようにしましょう）．しかし，補綴物の材質は，手術等と比べて生命，身体に与える影響の程度が全く異なります．

　この事案のもとになった事件の判決（東京地裁平成13年12月20日判決，判タ1106号182頁）では，患者が説明を受けることによる利益と歯科医師の裁量との調和の見地から，なされた説明が当時の医療水準に照らして合理的であるか否かによって決するとされ，歯科医師がメタルボンド以外の補綴方法を説明する義務を負っているとは言えない，と判断されました．

　この結論を導くにあたっては，患者が審美性を重視していたこと，治療に関する説明を求めることが可能な状況の中で，治療方法等に関する質問や疑問を投げかけることなく歯科医師の説明を受け入れるにとどまったこと，メタルボンドが当時の医療水準に照らして相応な治療方法であること，およびメタルボンドが当時最も審美的要素を満たす治療方法であったこと等の具体的な事情が総合的に考慮されました．

　このように，"医師・歯科医師の裁量"と言っても，それを声高に叫ぶだけで説明義務がなくなるというものではないのです．その当時の具体的な事情（医学的知見，医療水準，症状，病状経過，患者の希望，意

思決定の有無，予定される施術，実施した施術の内容，説明の内容等）に照らせば，医師・歯科医師がその説明をする（あるいは，しない）ことも合理的であると言えた時に，医師・歯科医師の判断が"裁量の範囲内"である，と認められるのです．

このほかに，歯科医師の裁量と説明義務について判示した判決としては，東京地裁平成12年7月28日判決（判例マスター（現ウエストロー・ジャパン））「支台歯形成の際の歯冠部の切削の程度については，実際に治療を進めてみないと確定的には予測できないから，切削の程度は治療に必要な程度として歯科医師の裁量に委ねられており，法的な説明義務があるとまでは言えない」としたものがあります．

検査方法・治療方法選択との関係

検査方法や治療方法についても，医師・歯科医師は，患者の既往，疾患の状態，患者の希望等の具体的事情を総合的に考慮して判断することになります．

その検査・治療の方法が医療水準に沿うものである限り，治療の結果が予期したものではなかったとしても，原則としてその選択が過失であると言われることはない，とされています．これが検査方法・治療方法選択の場面における医師・歯科医師の裁量です（「医療水準」については，前項「2．医療における「過失」とは」24頁を参照）．

もっとも，検査方法・治療方法選択との関係でも，医師・歯科医師の裁量とは，それを強く主張するだけで過失（医療過誤）がなくなるというものではありません．医師・歯科医師の裁量の範囲内にあるか否かは，疾患の状況，患者の希望や医学的知見，その治療法の危険性，治療法の効果等の具体的な事情から判断されるものなのです．

たとえば，医療訴訟において診療ガイドラインは医療水準を知るための重要な証拠とみなされていますが，診療ガイドラインで推奨されている治療方法と異なる治療方法を採用すること自体が禁じられているわけではありません．しかしながら，その場合には，そこに合理的な理由が

I．これだけは押さえておきたい！　歯科医師をめぐる法規定　*33*

なければ，なぜ診療ガイドラインの推奨に従わなかったのかの説明は困難でしょう．添付文書の記載に反した医薬品の使用方法を選択する場合にはなおさらです．

　結局，ある検査方法・治療方法を行う（あるいは行わない）ことが，具体的な事情から合理的だったと言えれば，その判断が裁量の範囲内であったと言えることになります．

＊

　このように，いずれの場面でも医師・歯科医師の判断が裁量の範囲内にあるかどうかについては，"どのような具体的な事情から，なぜ，その判断をしたのか"ということが問われることになります．

　勘違いしてはいけないのは，"医師・歯科医師の裁量"は独自の方針・方法を無条件に正当化する概念ではない，ということです．その判断に至った過程を説明した時に，第三者が"その判断もあり得る"と考えるという程度の合理性は求められているのです．

　ですから，①判断の前提となる具体的な事情をなるべく診療録等の記録に残しておくこと，②なぜその説明・検査・治療を行うのかということを合理的に説明できるよう心がけて日々の診療にあたること，が大切と思われます．

4

歯科医療における「説明義務」

　先生方は，インフォームドコンセントを確立する過程で"適切な説明をしよう"と日々心がけていらっしゃるものと思われます．

　それでも，医療裁判において，説明義務違反の有無は多くの事案で問題となっているのが現状です．患者から「このようなリスクがあることは聞いていなかった」「必ず上手くいくかのような説明をされた」「他の治療方法・選択肢を示されていない」等といった主張がなされるのです．また，歯科においては，「無断で抜歯された」「無断で歯を削られた」等といった主張がなされることもあります．

　ここでは，歯科医師はどのようなことを説明する義務を負っているのか，紛争になった場合に備えて，または紛争化させないためにどのようなことをすればよいのか，日々，紛争に携わっている法律家の観点からご説明いたします．なお，具体的な治療ごと（たとえばインプラントや矯正等）については，章を改めて解説します．

2つの説明義務

　説明義務には2種類あると言われています．1つ目は患者の有効な同意を得るための説明義務，2つ目は療養方法の指導としての説明義務です．

　1つ目の説明義務は，インフォームドコンセントの確立を図る前提と

I. これだけは押さえておきたい！　歯科医師をめぐる法規定　　*35*

しての "説明すべき義務" です．患者が自己決定権に基づいた判断を行うために，その前提知識を与えることに意義があります．

2つ目の「療養方法の指導としての説明」とは，治療のために必要な指示・指導のことを言います．たとえば，矯正治療の際には，矯正装置等を口腔内に装着することがう蝕等の誘因となるため，ブラッシング指導等をすることになりますが（日本口腔衛生学会，日本矯正歯科学会，日本小児歯科学会による「矯正歯科治療等における口腔衛生管理に関する提言」，東京地裁平成15年7月10日判決），この指示も「療養方法の指導としての説明」に含まれます．抗菌薬等の服薬についての指示や，自院での治療が困難であるため他院へ転院を指示する場合もこれに含まれます．このように，療養方法の指導としての説明は "治療そのものである" とも言えます．

何を説明しなければならないか

ここからは，1つ目の「患者の有効な同意を得るための説明義務」について話をしていきます．

この説明義務に関し，乳がんに関する事件において最高裁判所は「医師は，患者の疾患の治療のために手術を実施するに当たっては，診療契約に基づき，特別の事情のない限り，患者に対し，当該疾患の診断（病名と病状），実施予定の手術の内容，手術に付随する危険性，他に選択可能な治療方法があれば，その内容と利害得失，予後などについて説明すべき義務がある」と述べ，手術に先だって説明すべき事項を示しました（最高裁第三小法廷平成13年11月27日判決，民集55巻6号1154頁）．

歯科領域においても「健康な歯を抜かれた」「こんなに削られるなんて聞いてない」「矯正に歯根吸収のリスクがあるなんて知らなかった」「ブリッジの選択肢があると知っていたらインプラントなんてしなかった」「インプラントは一生もつと思ったのに」などの苦情が考えられます．ですから，先生方が診療を行う際にも上記最高裁判例に準じて説明するのが安全です．①診断の内容，②実施予定の治療の内容，③その治療に

付随する危険性，④他の選択肢の内容とその違い，⑤予後，この5項目について指を1本ずつ折って，確実に説明することを心がけてください．

それぞれについて，歯科医師であれば通常説明していること，また当該患者が知りたがっていることを説明するようにすれば，おおよそ問題ないでしょう．

説明したら記録化！

説明しても記録化されていなければ，トラブルになった際に説明したことを示す資料がない，ということにもなりかねません．

患者に説明した内容については，その概要だけでもカルテに記載しておきましょう．また，絵などを書いて説明した場合には，説明に使用した紙は捨てずにカルテと共に保管しておきましょう．写真や模型などを示して説明した場合には，それを示して説明したことをカルテに記載しておきましょう．症例によっては，処置の内容，リスクや成功を保証するものではないこと等を記載した同意書をとることもお勧めしたいと思います．

なお，同意書については「Q30 ～ Q32　同意書を整える①～③」（198 ～ 209頁）で触れておりますので，併せてご参照ください．

説明を受けたことを忘れさせない！

患者も説明された内容をいつまでも正確に覚えていることは困難ですし，場合によっては説明を受けたこと自体忘れてしまうかもしれません．ですから，患者の記憶補助のために，同意書の控え，説明に使用した絵・図・写真のコピー，説明内容が記載された書面等を患者に渡すことが望ましいと思います．何度も説明することも効果的でしょう．もちろん，これも記録化してください．

説明義務違反が問題となった具体的事案から

説明義務違反が問題となった事案を2つだけご紹介いたします．

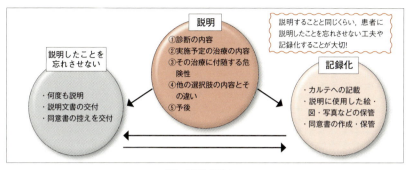

図　説明の流れ．

1つ目は，実際には説明をしたにもかかわらず，患者に，無断で歯を削られた，想像した以上に歯を削られた，と主張されてしまった事件（東京地裁平成12年7月28日判決）です．ここではクラウンを装着するにあたって，支台歯形成の処置として歯を切削すると説明したか否かが争われました．判決では，歯科医師が患者に，差し歯にすることを模型で示し，図示も交えながら何度も説明したこと，および患者自身の経験から差し歯にするとすれば歯を削る処置が含まれると予測できたはずであること等を理由として，歯科医師に説明義務違反はない，と認定されました．

ところで，この事案では患者が，自らの予測以上に歯が削られたことに驚いたことをきっかけに紛争化してしまったようです．また，歯科医師の説明についても「忘れた」と述べたそうです．せっかく歯科医師が図示して説明したのであれば，その絵（ないし写真や図）の写しを交付するなどし，患者に説明内容を覚えさせるよう試みておけば，紛争化自体を避けられた可能性もあったのではないでしょうか．

2つ目は「3．医師・歯科医師の裁量」（29頁）でも紹介いたしましたが，審美性を重視している患者に対してメタルボンドブリッジについての説明を行い，金属色のブリッジについての説明を行わなかったところ，患者から金属色のブリッジについても説明すべきだったと主張された事件がありました（東京地裁平成13年12月20日判決，判夕1106号182頁）．

この事件の判決では，当時，患者の求める審美的要素を最も満たす治

療方法がメタルボンドであったこと等から，歯科医師に説明義務違反はないと認定されました．もっとも，ありえる選択肢について一通り説明しておくことは，先生方の身を守るうえで決して無駄ではありませんし，紛争予防という意味でも有意義なものと思われます．

*

インプラントや矯正等の比較的高額で"大がかり"な処置を行う際に，リスクや他の選択肢を説明すべきことを怠った事例が説明義務違反の例として頻繁に取り上げられているように思われます．しかし，抜歯や根管治療，支台歯形成，補綴などでも説明義務は問題となるのです．また，トラブルになった場合に，カルテへの記載も同意書もなく，インフォームドコンセントの確立を窺わせる材料に乏しいために思わぬ苦労を強いられることもあり得るのです．まず，前記最高裁判例の挙げた5項目（①診断の内容，②実施予定の治療の内容，③その治療に付随する危険性，④他の選択肢の内容とその違い，⑤予後）に沿って説明してください．

また，説明を受けたことを覚えさせるよう努めることにも配慮してください．そして，これを記録化してください．処置自体が優れているにもかかわらず説明義務違反と言われてしまうのは，非常にもったいないと思います．

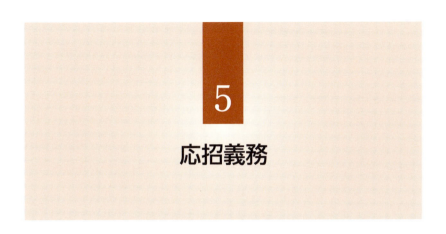

5 応招義務

　ご存知のとおり，歯科医師法第19条第1項は「診療に従事する歯科医師は，診察治療の求めがあつた場合には，正当な事由がなければ，これを拒んではならない」として，いわゆる応招義務を定めています．また，医師法第19条第1項も同内容の規定を置いています．では，医師・歯科医師はどんなときでも患者の求めに応じなければならないのでしょうか．ここでは，いくつかの場面での応招義務についてご説明いたします．

患者を拒絶したい場合には

　まず，患者を拒絶したい場合に参考となるケースを，医科と歯科から1件ずつご紹介します．

■弘前簡裁平成23年12月16日判決（D1-Law）・青森地裁平成24年9月14日判決

　某大学病院において不妊治療を受けていた患者が，その治療に過失（医療過誤）があるとして1,830万円の損害賠償を求める訴訟を提起しました．そこで，病院が「転院および診療延期のお願いについて」と題した文書を送付して転院を促したところ，患者から「診療を拒絶された」として，診療拒絶についての慰謝料を請求する訴訟が，別途，提起されました．

一審である弘前簡易裁判所は，診療を拒絶することには正当事由があ
る，として，原告である患者の請求を棄却しました．患者が裁判を起こ
していて，もはや患者と医師との間の信頼関係はないこと，この治療に
緊急性はなく，別の医療機関で同様の治療を受けられることが理由とし
て挙げられました．

　これに対し，二審である青森地方裁判所は，予約のキャンセルと転院
のお願いをしただけで，そもそも病院は診療を拒絶しているわけではな
い，として患者の請求を棄却しました．

　歯科医院においても，治療に対しての不満から訴訟を起こした患者に
対して，診療を拒絶したいために転院を勧めることがあると思いますが，
簡裁の判決の理屈に沿って言えば，通常，歯科治療に緊急性はなく，多
くの地域では他の歯科医院で同様の治療を受けることが可能な状況であ
るため，患者が医療過誤を主張して裁判を起こした場合には，診療を拒
絶する正当事由があることとなります．

　他方，地裁判決は，簡裁判決とは違う示唆を与えてくれます．診療を
求められた段階で断るのではなく，前もって「別の医療機関に行ってく
ださい」と"お願い"するのは"診療を断っているわけではない"とい
うことです．

■東京地裁平成29年2月9日判決 （判タ1444号246頁）

　こちらはインプラント治療をめぐる歯科の裁判例です．上部構造の設
計について患者の意向を無視した等として歯科医師の責任が追及された
事案でしたが，歯科医師の責任は認められませんでした．

　このケースでは，両者の信頼関係が壊れてきて裁判になる直前に，歯
科医師が患者とコミュニケーションが取れないこと等から診療を拒絶し
たため，このことについても責任が追及されました．

　これに対し，裁判所は「原告（患者）の言動により…信頼関係が破壊
されていたと認められることに加え，本件治療が上部構造の装着完了ま
で実施されていたこと…，原告（患者）が本件歯科医院から実施済みの
治療行為に関する治療費を請求されたのに対し，支払を拒否する客観的

I. これだけは押さえておきたい！　歯科医師をめぐる法規定　　*41*

表1　本文中の3つの裁判例の比較

	弘前簡裁平成23年12月16日判決	青森地裁平成24年9月14日判決	東京地裁平成29年2月9日判決
診療拒絶か否か	診療拒絶である.	転院を促しただけであって，診療を拒絶したわけではない.	診療拒絶である.
診療を拒絶することについて，正当な事由があるか否か	正当事由がある．患者から，医療過誤を主張して裁判を起こされている．治療に緊急性がなく，他の医療機関でも受けることができる.	そもそも診療拒絶してないから判断されず.	正当事由がある．患者の言動により，信頼関係が破壊．治療が一応は終了している．正当な理由のない治療費の不払いが複数回あった.

に合理的な事情もうかがわれないのに，原告（患者）本人の主観的な不満を理由として支払を拒否することが複数回あったこと等の事実関係に照らせば…，被告…（歯科医師）が原告の診療を拒否したことには「正当な理由」があるものと認められる」と判断しました（（）内は筆者が加筆したもの）.

　これは，再三の禁煙の指示にもかかわらず1日1箱喫煙したことや，スタッフに暴言を繰り返したこと，治療が一応は終了していたこと，不払いがあったこと等が，正当に評価されたものと言えます.

診療時間外の診察・治療の求め

　歯科医院においては，原則として診療時間外の治療を受け付けていないことがあると思われますが，診療時間外という理由だけで診療の求めや応急処置が必要な患者を断ることは，応招義務違反となるのでしょうか．この点に関して，たとえば昭和24年の通知[1]では「診療時間を制限している場合であっても，これを理由として急施を要する患者の診療

※1……昭和24年9月10日付の厚生省医務局長通知（医発第752号）（https://www.mhlw.go.jp/web/t_doc?dataId=00ta6276&dataType=1&page　No=1）

表2　令和元年12月25日通知における応招義務の整理

緊急対応が必要な場合（病状の深刻な救急患者等）

ア　診療を求められたのが診療時間内・勤務時間内である場合
　　医療機関・医師・歯科医師の専門性・診察能力，当該状況下での医療提供の可能性・設備状況，他の医療機関等による医療提供の可能性（医療の代替可能性）を総合的に勘案しつつ，事実上診療が不可能といえる場合にのみ，診療をしないことが正当化される．

イ　診療を求められたのが診療時間外・勤務時間外である場合
　　応急的に必要な処置をとることが望ましいが，原則，公法上・私法上の責任に問われることはない．

緊急対応が必要な場合（病状の安定している患者等）

ア　診療を求められたのが診療時間内・勤務時間内である場合
　　原則として，患者の求めに応じて必要な医療を提供する必要がある．ただし，緊急対応の必要がある場合に比べて，正当化される場合は緩やかに解釈される．

イ　診療を求められたのが診療時間外・勤務時間外である場合
　　即座に対応する必要はなく，診療しないことは正当化される．ただし，時間内の受診依頼，他の診察可能な医療機関の紹介等の対応をとることが望ましい．

を拒むことは許されない」として，「急施を要する患者」については診療を拒んではいけない，としつつ「急施を要しない患者」については言及されていませんでした．

　しかし「働き方改革」が進み，医療従事者の過重労働が社会的に問題となり，従来の通知の内容が時代にそぐわなくなってきました．こうした流れから，令和元年12月25日付けで新たな通知が示されました[※2]．

　表2のとおり，緊急対応が必要な患者から診察・治療を求められたとしても，診療時間外である場合には「原則，公法上・私法上の責任に問われることはない」とされ，緊急対応が不必要な患者の場合には「即座に対応する必要はなく，診療しないことは正当化される」とされています．ですから，診療時間後に疼痛を訴える患者が来院し，緊急の対応を

※2……厚生労働省：応招義務をはじめとした診察治療の求めに対する適切な対応の在り方等について．（https://www.mhlw.go.jp/content/10800000/000581246.pdf）
　なお，本通知では「召」ではなく「招」の字が使われており，本稿の「応招義務」の表記はこれに従っています．

拒んだとしても応招義務との関係では原則として問題はないと思われます．もちろん，近隣の休日夜間歯科診療所などを紹介できる場合には，そのほうが望ましいことは言うまでもありません．

治療費不払い

令和元年の通知では，診療時間の制限との関係以外についても言及されています．たとえば昭和24年通知では，治療費不払い患者について「医業報酬が不払であっても直ちにこれを理由として診療を拒むことはできない」とされていましたが，今回の通知では同趣旨の説明に加えて「しかし，支払能力があるにもかかわらず悪意を持ってあえて支払わない場合等には，診療しないことが正当化される」[※3]等が付け加えられています．

患者が治療費を支払わない場合には，治療費の支払いをめぐって患者と問答をすることもあるでしょうから，その際のやりとりは，しっかりと記録に残しておくことが必要と言えそうです．"なぜ支払わなかったのか""どのような事情で支払うことができなかったのか""勤務先から給与は支給されていないのか""いつ支払うことができるのか"などを患者に問い，「支払能力があるにもかかわらず悪意を持ってあえて支払わない場合」であるのかどうかを判断しても良いと思います．

迷惑行為

同通知では，患者の「迷惑行為の態様に照らし，診療の基礎となる信頼関係が喪失している場合には，新たな診療を行わないことが正当化される」として，たとえば「診療内容そのものと関係ないクレーム等を繰り返し続ける等」には診療拒絶が許されることも示されました．

※3……さらに「特段の理由なく保険診療において自己負担分の未払いが重なっている場合には，悪意のある未払いであることが推定される場合もある」ともされています．

このこと自体は令和元年以前から文献等で指摘されてきたことですが，厚生労働省が通知として明確に示したことには一定の意味があったのではないかと思われます．

　また「診療の基礎となる信頼関係」というキーワードが用いられたことも注目すべき点です．典型的ではない事情で診療拒絶ができるか否かを判断する際には「診療の基礎となる信頼関係」が喪失しているかどうかを判断基準として検討することが有益となります．

*

　ここで紹介した裁判例は，応招義務・診療拒絶について，実務上，大変参考になり，内容も妥当であると思います．しかし，簡易裁判所・地方裁判所の一判断に過ぎないことも事実です．別の裁判で，異なる判断がされてもおかしくはありません．そのため，先生方が診療を拒絶したいと考える場合には，必ず医療裁判に精通した弁護士と共に決断するようにしてください．

　たとえば，治療費の例でも「支払能力があるにもかかわらず悪意を持ってあえて支払わない場合」というのは「診療の基礎となる信頼関係」が喪失する場合の一例とも言えます．

6

歯科医師に対する行政処分

　歯科医師も一般人と同様に，酔って暴力をふるったり，交通事故やわいせつ事件などで刑事事件に関わってしまうことは（残念ながら）ないとは言えません．では，歯科医師が刑事事件に関わったとき，どのような不利益があるのでしょうか．

罰金以上で行政処分の可能性

　歯科医師法第7条第1項には「歯科医師が第四条各号のいずれかに該当し，又は歯科医師としての品位を損するような行為のあつたときは，厚生労働大臣は，次に掲げる処分をすることができる．一　戒告　二　三年以内の歯科医業の停止　三　免許の取消し」と定められており，第4条第3号には「罰金以上の刑に処せられた者」，第4号には「前号に該当する者を除くほか，医事に関し犯罪又は不正の行為のあつた者」と定めています．

　要するに，犯罪を行い，刑事裁判にかけられて，判決で罰金以上の刑（罰金，懲役等）に処せられた場合には，「戒告(かいこく)」「歯科医業の停止」「免許の取消し」といった行政処分がなされる可能性があるのです．有資格者でなければ，罰金の支払いだけで済んでしまったり，懲役になったとしても執行猶予がつけば，それまでと同様の社会生活が送れます．しかし，歯科医師の場合には，その後に行政処分がなされるリ

スクを抱えることになります.

　私自身も刑事事件を扱うことがありますが, 医師や歯科医師などの有資格者の場合, 罰金を科せられるだけでも, 資格に影響する可能性がない, とは言えないため, 逮捕・勾留といった刑事裁判になる前の段階で行う被害者との示談交渉などの弁護活動が, より一層重要となります. なお, 「罰金以上の刑に処せられた者」の場合は, 歯科医師免許を与えられないこともあるため (相対的欠格事由), 歯学部生の場合にも同様となります. これら歯科医師法の規定についての詳細は, 『歯科六法コンメンタール〔第3版〕』(ヒョーロン・パブリッシャーズ刊) をご覧ください.

行政処分の考え方

　医師および歯科医師に対して, どのような場合に行政処分を行うのか, どのような重さの行政処分を行うのか等についての "基本的な考え方" (医師及び歯科医師に対する行政処分の考え方について) は, 厚生労働省の医道審議会 (医道分科会) に関するホームページ[1]に掲載されていて, 参考となります. なお, 医道審議会は, 厚生労働省設置法第6条第1項に基づいて厚生労働省内に設置される審議会で, 行政処分は, この医道審議会の意見をふまえて行われ, 審議内容は非公開です.

　"基本的な考え方" は改正を重ねており, 現時点では平成31年1月30日に改正されたもの[2]が最新版のようですが, ここには「司法における刑事処分の量刑や刑の執行が猶予されたか否かといった判決内容を参考にすることを基本とし, その上で, 医師, 歯科医師に求められる倫理に反する行為と判断される場合は, これを考慮して厳しく判断することとする」と記載されており, まずは, 刑事裁判での判決をベースにする

※1……厚生労働省：医道審議会（医道分科会）(https://www.mhlw.go.jp/stf/shingi/shingi-idou_127786.html)
※2……厚生労働省：医師及び歯科医師に対する行政処分の考え方について（平成31年1月30日改正）(https://www.mhlw.go.jp/content/10803000/000475756.pdf)

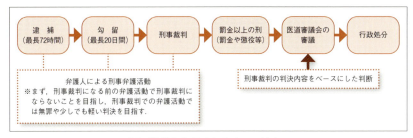

図　逮捕から行政処分までの流れ．

ことが明らかとされています．

　ですから，まずは刑事裁判にならないよう速やかに示談を締結することが大切であり，仮に刑事裁判になったとしても，十分な弁護活動を行うことが，行政処分対応としても有益となるのです．

　また，この資料には，歯科医師法違反や薬物事犯，殺人・傷害，わいせつ，詐欺など犯罪類型ごとの記載もなされています．たとえば，傷害事件については「本来，人の命や身体の安全を守るべき立場にある医師，歯科医師が，殺人や傷害の罪を犯した場合には厳正な処分をすべきと考えるが，個々の事案では，その様態や原因が様々であることから，それらを考慮する必要がある．……暴行，傷害等は，医師，歯科医師としての立場や知識を利用した事案かどうか，事犯に及んだ情状などを考慮して判断する」等との記載があり，歯科医師としての立場や知識を利用した事案は，そうではない事案に比して重い処分となることがわかります．医師も歯科医師と同様の考え方で処分がなされているのですが，（少なくとも）以前は『日本医事新報』という医師を対象とした雑誌に年に2回ほど，行政処分を受けた医師がどのような行為を行ったのか具体的に掲載されていましたので，必要な場合には，図書館等で調べると参考になるかと思います．

万が一の際は素早い対応を

　たとえば，医師，歯科医師が単純な酔客同士での喧嘩をした場合であれば，喧嘩の態様や怪我の程度にもよりますが，初犯であれば起訴猶予

（刑事裁判にならない）で終わるのではないかと思われます．示談を成立させれば，ほぼ刑事裁判にはならないでしょう（**図**）．

　ほかにも，たとえばご子息（歯学部生）が，車を運転していて人身事故を起こし被害者を死亡させてしまったり，自院の勤務歯科医師がわいせつ事件を犯してしまったりするなど，まさかと思うような事態が生じることがあります．そのような場合には，すぐに弁護士に相談し，どのように対応すべきか検討してください．

　また，診療報酬の不正受給も行政処分の対象とされていますので，報酬についての不正は厳に控えるべきことは言うまでもありません．

7

歯科医療関連死と医療事故調査制度

　平成27年10月1日から，死亡・死産の事案に関する医療事故調査制度がスタートしました．この制度における事故調査の主体は「病院，診療所又は助産所の管理者」であり，「病院」「診療所」の中から歯科が除かれているわけではありません．歯科診療所や歯科病院（総合病院の中の歯科も含めて）も本制度の対象です．

歯科医療と死亡事故

　先生方の中にも，"この制度は歯科には関係ない"とお考えの方がいるのではないでしょうか．たしかに，本制度は死亡・死産の事案だけが対象となっているため，一般の歯科医師の関心・当事者意識はそれほど高くないように感じられます．

　しかし，歯科診療所においても，歯や治療器具の誤飲，アナフィラキシーショックなどにより患者が死亡する事故は生じており，無関係ではありません．

　日本法医学会が平成15年から平成19年における診療関連死の法医解剖に関して行った調査では，同学会の機関会員である59機関（歯科大学病院など歯科系の専門機関を除く機関）の回答で，歯科に関連して10例の死亡事故が生じた，とのことです．これは，診療科ごとの事故件数では最も少ない件数ではありましたが（最多は内科の386例），小

児科の24例，婦人科の15例，麻酔科の13例と比較しても，特に少ない件数ということはできません．

歯科診療では死亡事故が起きるような事態を想定していないことが多いため，死亡事故は本制度の対象事件となることが予想されます．また，医科と比較して本制度についての情報が乏しいために，不適切な対応をとってしまうことも考えられます．

対象となる事故

本制度の対象となる「医療事故」は，A「提供した医療に起因し，又は起因すると疑われる死亡又は死産」で，B「当該死亡又は死産を予期しなかったものとして厚生労働省令で定めるもの」[※1]に限られます（医療法第6条の10第1項）．ですから，診療に関連して何らかの事故が生じたとしても，このAの要件とBの要件の両方に該当しなければ，本制度の対象とはなりません．

なお，この「医療事故」にあたるか否かと過失（医療過誤）の有無は関係ありません．したがって，歯科医師自身に何の落ち度がなかったとしても，それが理由で調査制度の対象から外れるわけではありません．

医療事故調査の流れ

① 判　断

まず，当該病院等の院長（管理者）は，当該死亡事故が本制度の対象か否かを判断することになります．上記のAの要件とBの要件にあたるか，それぞれ検討してください．

なお，判断に迷った場合には，日本医療安全調査機構か所属されている都道府県歯科医師会等に相談されるべきと思われます[※2]．

※1……「当該死亡…を予期しなかったもの」とは次の3つのいずれにも該当しないものです（医療法施行規則第6条の10の2第1項）．①患者等に対して「当該死亡…が予期されていることを説明していたと認めたもの」，②「当該死亡が予期されていることを診療録その他文書等に記録していたと認めたもの」，③医療従事者からの事情聴取等を行ったうえで「医療従事者等により，当該死亡…が予期されていたと認めたもの」．

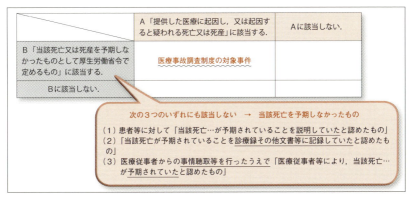

図　対象となる事故．

②　遺族への説明

本制度の対象となる事故については，次項の「③　センターへの報告」に先立って，遺族等に次の事項を説明しなければなりません（医療法第6条の10第2項，同法施行規則第1条の10の3第2項）．

1．医療事故が発生した日時，場所及びその状況
2．医療事故調査の実施計画の概要
3．医療事故調査に関する制度の概要
4．解剖又は死亡時画像診断（Ai）を行う必要がある場合には，その同意の取得のための事項

③　センターへの報告

本制度の対象となる事故については，医療事故調査・支援センター（（一社）日本医療安全調査機構）へ次の事項を，遅滞なく報告しなければなりません（医療法第6条の10第1項，同法施行規則第1条の10の2第3項）．なお，「遅滞なく」とは，正当な理由なく漫然と遅延することは認められない，という趣旨です．

※2……平成27年5月8日付厚生労働省医政局長通知（医政発0508第1号）の別添資料において，医療事故調査・支援センター（（一社）日本医療安全調査機構）と医療事故調査等支援団体（日本歯科医師会，都道府県歯科医師会，日本歯科医学会等）は医療機関からの相談に応じられる体制を設けるものとされております．なお，今後，支援団体の窓口が一本化される可能性もありますので，その場合は，その運用に従ってください．

1．病院・診療所の名称，所在地，管理者（院長）の氏名及び連絡先

2．患者情報（性別，年齢その他の情報）

3．医療事故調査の実施計画の概要

4．その他，当該医療事故に関し管理者が必要と認めた情報

④　事故調査

　本制度の対象となる事故について，管理者は，医療事故調査（事故原因を明らかにするための調査）をしなければなりません（医療法第6条の11）．具体的な調査内容は，次の事項から必要に応じて管理者が選択して行うものとされています（医療法施行規則第1条の10の4第1項）．

　調査を行うにあたっては，管理者は医療事故調査支援団体に「医療事故調査を行うために必要な支援を求めるものとする」とされています(医療法第6条の11第2項)．支援団体には，院内調査委員会の委員となるべき専門医の紹介・派遣，解剖や死亡時画像診断Autopsy imaging（Ai）等の支援を依頼するものと思われます．

　　1．診療録その他の診療に関する記録の確認

　　2．当該医療従事者，その他の関係者からのヒアリング

　　3．解剖又は死亡時画像診断（Ai）の実施

　　4．医薬品，医療機器，設備等の確認

　　5．血液，尿等の検査

⑤　遺族への結果説明，センターへの結果報告

　医療事故調査が終了した後，管理者は次の事項を患者遺族に説明したうえで，医療事故調査・支援センターに報告しなければなりません（医療法第6条の11第4・5項）．センターには報告書を提出しなければならないとされていますが（医療法施行規則第1条の10の4第2項），患者の遺族に報告書を渡すかどうかについては法律や施行規則では定められていません．口頭での説明に留めるか，報告書とは別の資料を用いて説明するかなど，医療機関によって対応が分かれるかもしれません．

　なお，報告書や患者遺族への説明においては，医療従事者を匿名化し，他の情報と照合したとしても特定・識別できないようにしなければなら

ない，とされています（医療法施行規則第１条の10の４第２・３項．し
かし現実には，カルテ等と照合しても識別できないようにするのは困難
だと思います）．

1．当該医療事故が発生した日時，場所及び診療科名
2．病院等の名称，所在地，管理者の氏名及び連絡先
3．患者情報（性別，年齢その他の情報）
4．医療事故調査の項目，手法及び結果

⑥ センターによる調査

医療事故調査が終わった後，または並行して，患者遺族または当該医
療機関の管理者からの申し出に応じてセンターが調査を行う場合があり
ます（医療法第６条の17第２項）．この場合には，センターから調査結
果が患者と当該医療機関に報告されることになります（同条第５項）．

現場の対応

① 医療に起因する死亡か否かの判断

医療事故調査制度の対象事故は，医療に起因または起因すると疑われ
る死亡または死産であって，院長が当該死亡または死産を予期しなかっ
たものです．

したがって，実際に患者が死亡した場合には，その死亡が医療に起因
しているかどうか，当該死亡を予期していなかったかどうかを判断する
ことになります．

医療に起因しないものとしては，施設の火災や地震・落雷等の天災に
よるもの，併発症（提供した医療に関連のない，偶発的に生じた疾患），
自殺，院内で発生した殺人・傷害致死などが挙げられます．

たとえば，歯科治療の直後に患者が発作を起こして急死した場合など，
治療との関連性の有無は明らかではない場合もあります（投薬に起因す
る発作かもしれませんし，医療とは全く関係のない急性の心筋梗塞かも
しれません→併発症）．このような場合には，解剖やAi（死亡時画像診
断）等によって医療起因性の有無を判断しても結構です．また，センタ

ーに届出をした後で，医療に起因しないことが判明した段階でセンター
に連絡を行うといった対応も可能です[※1].

② センターへの報告

　医療事故調査制度の対象事故と判断したら，管理者は，センターに医
療事故が起きたことを報告しなければなりません．報告は書面で行うこ
とも，インターネット上で行うことも可能です．日本医療安全調査機構
のホームページに，報告の書式等が掲載されています．

③ 調査について

　調査の目的は，医療安全の確保であり，個人の責任を追及することで
はありません．医療法上は事故調査委員会を設置することは求められて
いませんが，現実には，会議体の形で調査・検討を進めていくために医
療事故調査委員会を立ち上げることが多いものと思われます．委員会の
構成員について，日本医師会の第2次中間答申[2]の12頁では，管理者
（院長），医療安全担当者，事務系職員，看護系職員の出席は必須，医療
機関側の判断で副院長等の幹部，当該診療科の責任者等が出席すること
とされています．当該医療行為を行った当事者については出席すること
が望ましいが，精神的負担もあるため，医療機関側で慎重に検討すべき，
とされています．また，外部委員も参加すべきものとされています．

　歯科医院にあてはめれば，院長，事務長，歯科衛生士，副院長，当該
医療行為を行った代診の歯科医師および外部の専門家（医師等）等が出
席するということになるでしょうか．

　他にも，全日本病院協会の指針[3]の19頁にも医療事故調査委員会の
構成員についての記載がなされていますが，その内容は医師会の中間答
申とも微妙に異なっております．委員会の構成員についての定まった考
え方はありませんので，結局は，さまざまな指針を参考にして各医療機

[※1]……厚生労働省のＱ＆Ａ5）では「調査前に「医療に起因しない」…ことが判明した場合
には，医療事故には該当しなかったことを遺族へ説明し，センターへも連絡してください．
医療事故ではなかったとして，その後の調査及び報告は不要となります」とされています（平
成27年9月28日更新版）．ただし，調査開始後に医療に起因しないことが判明した場合には，
そのことを調査結果報告書に記載して提出することが求められます．

Ⅰ. これだけは押さえておきたい！ 歯科医師をめぐる法規定　55

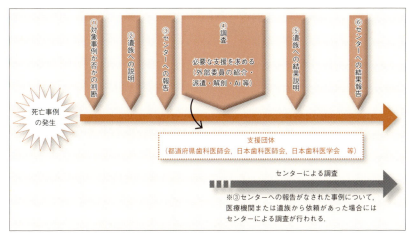

図　医療事故調査制度で医療機関が行うこと．

関が判断すべきことになります．

　小規模の歯科医院においては，事故調査委員会の構成員を準備するだけでも困難と思われます．支援団体（都道府県歯科医師会等）に支援を求め，外部専門家を招聘して調査を行っていくことになるものと思われます．

④　**調査費用**

　調査費用は医療機関側の負担となります．たとえば，医療事故調査の一環として他院に依頼して行った解剖やAiの費用，そのための遺体の保管費用や搬送費用，招聘した外部委員に対する交通費・謝金等を医療機関が負担することとなります．なお，医療事故調査の費用について補償を行う保険もありますので，各保険会社や先生方のご加入されている団体の窓口にお問い合わせしてみてはいかがでしょうか．

⑤　**報告書の作成にあたって注意すべき点**

　事故原因を明らかにするために行う調査であって，法的評価・紛争解決を行う調査ではありません．ですから，調査報告書に法律用語は使用されるべきではありません．たとえば「過失」「注意義務」「医療水準」「相当程度の可能性」等といった言葉は法律用語です．「以上のことから，

過失があったと判断される」などの記載は絶対にしてはなりません.

「……すべきであった」「誤りであった」「問題がある」「適切ではなかった」等の言葉自体は,法律用語ではありませんが,医療従事者の責任追及に結びつきうる言葉遣いですので,誤解を招かないよう注意して使用する必要があるものと思います.「……の可能性は否定できない」との言葉遣いについても,医療者が0.01%でも可能性があるかもしれないと考えて「可能性は否定できない」という表現を用いたとすると,法曹や患者遺族は可能性が（相当程度）高いと解釈する場合もあります.言葉遣いには細心の注意が必要です.

再発防止への提言を行うにあたっては,慎重に検討して行うべきと思われます.なぜなら,現実には実行不可能な再発防止策を挙げても意味がありませんし,再発防止策を挙げた場合には,なぜ最初からその対策を行わなかったのか,と責任追及されるおそれがあるからです.

事故原因が必ず明らかになるわけではないこと,再発防止策が見つからない場合もあることを念頭において報告書は作成すべきです.何か書かなければいけないと勘違いして,無理にひねり出す必要はありません.

⑥　センターへの結果報告

調査を終えたら,管理者（院長）はセンターに調査報告書を提出することによって結果報告をしなければなりません.結果報告の書式等も,日本医療安全調査機構のホームページに掲載されています.

民事訴訟や刑事訴追との関係

民事訴訟との関係,刑事訴追との関係については,医療関係者から不安の声が多く挙がっています.本制度の目的は医療安全の確保であり,個人の責任を追及するためのものではない,とはされています.しかしながら,医療事故調査制度と捜査機関による捜査や患者遺族からの請求・訴訟との間に,その調整を行う法的な仕組みはありません.

ですから,誠実に医療事故調査を行ったから損害賠償責任を免れるとか,罪に問われることがなくなるというわけではありません.遺族へ渡

した事故調査報告書や説明資料が訴訟で証拠に使われることもあるでしょうし，そのまま捜査機関に提出される可能性も考えられます．また，遺族への説明が録音されて，責任追及の資料とされることも否定できません．

　誠実に医療事故調査を行った医療機関や，正直に調査に応じた勤務医が，そのことによって責任追及されることになっては，この制度は十分に機能し得ないものと思われます．調査および報告書作成にあたっては，安易な責任追及が行われないよう十分に注意すべきと言えます．

＊

　歯科医療においても死亡事故は生じうるため，今般の医療事故調査制度が歯科に無関係であるということは全くありません．そして，本制度における事故調査の主体は管理者（院長）ですから，各歯科医院の院長が"当事者意識を持って万が一に備えなければならない"ことは論を俟ちません．なお，医療法人等の"雇われ院長"であっても，「管理者」として届け出ているのであれば，医療事故調査の主体であることに変わりはありません．

　自院で死亡事故が起き（たとえば歯科用局所麻酔によるアナフィラキシーショックなど），医療事故調査をしなければならない場面を想定し，具体的に対応・やるべきことをシミュレートしてみると，よいかもしれません．一番大切なのは，この制度は歯科には関係のない制度だと決めつけず，当事者意識を持って万が一に備えておくことだと思います．

＜参考文献＞

1）海堂　尊：日本の医療　知られざる変革者たち—「海堂ラボ」vol.3. PHP研究所，東京，2014.
2）日本医師会医療安全対策委員会　第2次中間答申.
3）公益社団法人全日本病院協会「医療事故調査制度に係る指針」.
4）日本医療法人協会「医療事故調運用ガイドライン」最終報告書.
5）診療行為に関連した死亡の調査の手法に関する研究.
6）厚生労働省ホームページ「医療事故調査制度に関するQ&A」.
7）平成27年5月8日付厚生労働省医政局長通達医政発0508第1号.

8

歯科医師の守秘義務

秘密漏示罪

　刑法第134条は「医師，薬剤師，医薬品販売業者，助産師，弁護士，弁護人，公証人又はこれらの職にあった者が，正当な理由がないのに，その業務上取り扱ったことについて知り得た人の秘密を漏らしたときは，六月以下の懲役又は十万円以下の罰金に処する」と定めており，この「医師」に「歯科医師」が含まれると解釈されています．

　私が探した限りでは，歯科医師が守秘義務違反で刑事罰を受けた事例は見つかりませんでしたが，医師の守秘義務違反で刑事罰が科され，行政処分がなされたケースはあります．

奈良の精神科医の事例

　本件は，現住建造物等放火・殺人などの事件に関する少年の精神鑑定を実施した精神科の医師の事案です．この医師が精神鑑定にあたって業務上知った，少年とその父親の秘密（家庭内の諸事情，少年の生育歴や学校の成績，各種心理検査の結果，症状や診断等）をジャーナリストの取材に応じて漏らしたところ，後日，その取材の成果に基づいて書籍が出版された，というものです．

　この事例では，まず奈良地裁で秘密漏示罪として懲役4月執行猶予3

Ⅰ. これだけは押さえておきたい！　歯科医師をめぐる法規定　　*59*

表　医師・歯科医師の守秘義務違反に関する裁判例の一例

裁判所	判決日	民事／刑事	概要	結果
①奈良地裁	平成21年4月15日 （刑集66巻4号440頁）	刑事	現在建造物等放火・殺人などの事件に関する少年の精神鑑定を実施した精神科医の医師が，精神鑑定にあたって知り得た少年およびその父親の秘密を，ジャーナリストの取材に応じて漏らした．後日，その取材の成果に基づいて書籍が出版された．	秘密漏示罪 懲役4月，執行猶予3年
②大阪高裁	平成21年12月17日 （刑集66巻4号471頁）	刑事		同上（控訴棄却）
③最高裁	平成24年2月13日 （刑集66巻4号405頁）	刑事		同条（上告棄却）
④大阪地裁	平成26年6月6日 （裁判所HP）	行政	上の判決を受けて厚生労働大臣が行った1年間の医業停止処分に対して，その処分を取り消すことを求めて訴訟が提起された．裁判所は，裁量権の範囲を逸脱し，または濫用したものということはできないと判示した．	請求棄却
⑤東京地裁	平成11年2月17日 （判時1698号73頁）	民事	国立大学歯学部に在籍する学生がHIV感染症の診断を受け，同大学医学部附属病院を受診していたが，同病院の医師が歯学部教授に対して漏示した等として，同病院の設置者に対して，慰謝料1,000万円の支払いを求めた事案．「HIV治療に係る検査結果などの原告の健康状態や通院状況を把握することは，原告の学生生活を支えていく上で必要なことである」という開示の動機はきわめて正当である等として，開示に正当な理由があるとして請求棄却（守秘義務違反ではない）となった．	請求棄却
⑥さいたま地裁川越支部	平成22年3月4日 （判時2083号112頁）	民事	業務中に負傷したとして患者が会社を訴えていたが，当該会社の求めに応じて患者に不利な意見書を提出した行為が守秘義務違反に該当するとして損害賠償請求された事例．	金100万円および遅延損害金支払いを命じる判決

　年の判決がなされ（**表-①**），これに対して被告人である医師側が控訴したものの大阪高裁は控訴を棄却しました（**表-②**）．さらに，被告人である医師は最高裁に上告しましたが，これも退けられました（**表-③**）．

　注目すべきは，鑑定対象者である少年だけではなく，父親の秘密を漏らしたことについても秘密漏示罪の成立が認められている点です．診療の場面に置き換えると，患者本人のみではなく，患者の親や友人の秘密を漏らしても秘密漏示罪が成立することになります．診療の場面で患者から聞いた「第三者の秘密」も漏らさないようにご注意ください．

　なお，この事例では，刑事裁判に引き続いて，医業停止1年の行政処

表 医師・歯科医師の守秘義務違反に関する裁判例の一例（承前）

裁判所	判決日	民事／刑事	概要	結果
⑦東京地裁	平成25年11月22日	民事	都立病院に入院していた患者の妹が，主治医に交付した「姉を在宅ホスピスにしたいと思っています．誠にすみませんが●●医院宛に紹介状を書いていただけませんでしょうか．そうしたら，○○さんを排除できます」と記載された文書を，主治医が「○○さん」に見せた等として慰謝料220万円余を請求したが，権利または法益を侵害する違法な行為とまでは言えない等として請求棄却された．	請求棄却
⑧東京地裁	平成30年12月26日	民事	X歯科医師からY歯科医師に，A歯科医院の経営権を売却するが，X歯科医師と特別な関係を有する患者で，引き続きX歯科医師による治療の継続を希望する患者については，X歯科医師が新たに開設するB歯科医院にカルテやレントゲンのデータを提供するとの合意がなされた．しかし，Y歯科医師がこれを拒み，守秘義務の問題もある等と主張したため，X歯科医師がデータの提供を要求して訴訟を提起した．裁判所は，患者本人が同意している以上，守秘義務は問題にならない等として，Y歯科医師にカルテの写しやレントゲンのデータをX歯科医師に引き渡すことを命じた．	カルテの写しやレントゲンのデータをX歯科医師に引き渡すことを命じる判決
⑨大分地裁	令和元年12月19日	民事	懲戒解雇処分された院長が，病院を開設するに法人に対して，懲戒解雇処分が無効であると主張して院長としての地位の確認を求めた事案．懲戒理由の1つとして，法人から「秘密漏示をしたこと」が主張された．裁判所は，目的が正当であるとして，秘密漏示罪にはあたらないと判断した．	懲戒解雇処分は無効である等とする判決

分がなされています．この行政処分に対しても医師は争って処分取消しを求め訴訟を提起しましたが，大阪地裁はこれを退けています（**表-④**）．

　このように，医師・歯科医師が秘密漏示罪で刑事罰を受けた場合，行政処分が付いてきます．臨床実習歯科学生が秘密を漏示して刑事罰を受けた場合にも，歯科医師法第4条第3号の「罰金以上の刑に処せられた者」として，一定の期間，免許を与えられない可能性があります[※1]．

Ⅰ. これだけは押さえておきたい！　歯科医師をめぐる法規定　　*61*

秘密漏示が争点となった多様なケース

　このような典型的な守秘義務違反のケース以外にも，秘密漏示について争われた事案はあります．

　たとえば，**表-⑨**は，病院を開設する法人が「秘密漏示をしたこと」などを理由として，院長を懲戒解雇したところ，院長から不当であるとして訴訟が提起された事案です．

　この病院はDMAT^{※2}指定チームになったため，院長は院内スタッフ以外に，他の医療機関の医師や看護師，消防署の職員，医療機器メーカーの担当者，報道関係者を含めたLINEグループを作り，その中で，エックス線写真などの検査資料，事故現場の写真，患者と病院関係者が並んで写った写真を共有したのです．

　この判決の中で，裁判所は「災害時の治療方法等についての情報交換が目的であったものであって，それは正当なものであること，……，本件LINEグループ上で行われていることを問題視して改善要求がされたことはなく，被告病院においては，むしろそれを有益と考えていたこと」等を指摘して，秘密漏示罪には該当するとは言えない等として，法人の院長に対する懲戒解雇を無効と判断しました．

　本件ではこのような判断となっていますが，何らかの理由で外部に患者情報を出す場合には，それが守秘義務違反に該当してしまうことのないよう，注意が必要です．

※1……歯科医師法第4条本文は「次の各号のいずれかに該当する者には，免許を与えないことがある」と定めており，同条第3号に「罰金以上の刑に処せられた者」が定められています．詳細は『歯科六法コンメンタール〔第3版〕』（ヒョーロン・パブリッシャーズ）の34頁をご覧ください．
※2……DMATとは，災害の急性期に活動できる機動性を持った専門的な研修・訓練を受けた災害派遣医療チームのことです．

9

弁護士に依頼するには……

弁護士の探し方

　弁護士を探すにはいろいろな方法があります．インターネット上の検索エンジンで上位にきた，弁護士会等が行う市民法律相談でたまたま対応してくれた，知人からの紹介，学会等で講演した弁護士と名刺交換をした，所属している歯科医師会に相談して紹介してもらった等々ですが，どのような探し方であっても，良い弁護士・その事案の対応に合う弁護士に出会うことができればよいわけです．

　しかし，事案に対して納得のいく結果が得られたかどうかが決め手となりますので，紹介の善し悪しは，結果論になります．私自身は，信頼できる知人・団体からの紹介が安全ではないかと考えます．ホームページは派手でも業界内の評判が必ずしも良くない法律事務所・弁護士はいますし，他方，優秀な弁護士のホームページが簡素であったり，ホームページを設けていないケースもよくあります．

　良心的な弁護士であれば，専門的な知見が必要な訴訟など自分の手に余る事件については，その事案を対応するのに相応しい他の弁護士を紹介するなどします．

弁護士の専門分野

　医師や歯科医師には，専門医や指導医といった資格が一部は公に，多くは学会により制度化されていますが，弁護士には同様の制度はありません．

　当時，東京歯科大学口腔インプラント学講座教授であった矢島安朝先生が，一般市民向けに書いた著書[1]の中で「信頼できる歯科医師の選び方」として，"症例数や出身大学，肩書き，豪華な診察室，最新の器材，ホームページ等は選ぶ基準にならない．かろうじて信頼できる肩書きと言えるのは，日本歯科医学会の分科会の専門医や指導医ではないかと思う"という主旨を述べておられます．

　われわれの世界でも，「私の専門分野は○○である」と"自称"している弁護士は少なくありません．私自身も医療事件（医療機関側）が専門であると"自称"していますが，医療事件以外は引き受けないかと言うとそんなことはなく，労働事案や刑事事案も扱いますし，企業・法人・政治団体のコンプライアンスについての助言もいたします．これらについては，診療所を経営している医師や歯科医師の先生方，病院を経営している医療法人や独立行政法人，医師会や歯科医師会等の公益社団法人などと共通する，組織としての基本的問題であるため，携わる機会が多いからです．

　専門分野を持っている弁護士も，その周辺領域に対応可能であることが多いと思われます．

弁護士の報酬体系

　弁護士の報酬は，いわば（健康保険治療ではなく）「自費」であって，各弁護士が自由に設定することができます．そのため，報酬体系も報酬額も千差万別です．主な弁護士報酬の種類は**表**のとおりですが，具体的には弁護士によって異なりますので，依頼の前に確認するとよいと思われます．

表　弁護士費用の種類

着手金	弁護士に依頼した段階で支払う．事件の成否には関係がない．通常，請求し，または請求された額の○％という形で設定される．
報酬金	事件が成功した場合に，事件終了の段階で支払う．一部成功した場合にはその度合いに応じて支払う．通常，請求が認められた金額，または減額に成功した金額の○％という形で設定される．
実費・日当	事件処理に要する費用で，裁判所に収める収入印紙や通信費，交通費やコピー代等が含まれる．出張を要する場合には日当や宿泊費がかかる．
法律相談料	法律相談の対価．通常「30分○○円」と設定される．
手数料	契約書や遺言書，就業規則の作成等の費用．
顧問料	顧問契約を締結して，継続的に行われる法律相談や簡単な文書の作成などの法律業務の対価．通常「1カ月に○○円」と設定される．

　もっとも，事件の内容を詳しく聞いてからでなければ報酬額を示せない，ということもありえます．"歯の痛みを治すまでに合計いくらかかるか"と聞かれても，一概に答えようがないのと同じです．

弁護士の守秘義務

　医師・歯科医師と同様に弁護士も守秘義務を負っていますから，依頼者が「言わないでほしい」という内容は口外しません．「家族やスタッフにも内緒だから"○○法律事務所"の名の入った封筒で郵便物は送らないでほしい」とか，「基本的にメールで連絡をとりたい」などの要望があれば，そのように対応します．

　このような配慮をすれば，法的問題が起きていることを家族やスタッフに知られるリスクは低減できるものと思われます（もちろん，事件の相手方から伝わる可能性は否定できませんが）．

<参考文献>
1）矢島安朝：歯科大教授が明かす　本当に聞きたい！　インプラントの話．157-163，角川新書，2013．

COLUMN

契約書について

　歯科医師のテツ先生，自費診療のオールセラミッククラウンを患者のQさんに入れました．治療前に，「3年間は保証期間ですが，虫歯や歯周病で歯がなくなってしまった場合や事故で壊れた場合などは保証の対象になりませんよ」と口頭で伝えていました．しかし，2年たったある日，交通事故でクラウンが破折したので，無料で作り直してほしいと求められてしまい，保証の対象になるか否か，"言った，言わない"の水掛け論で，もめてしまいました．治療前に契約書を作るべきだったのでしょうか？

＊

　まず，契約書を作成すべきか，という点から考えていきましょう．歯科医師の患者に対する義務は，個別の状況に応じて"適切に説明し，適切に治療を行う"といった抽象的なものですから，歯科医師のやるべきこと（逆に言うと，それ以上はやらなくていいこと）を具体的に記載した契約書を作成することはきわめて困難です．また，少なくとも私が関わってきた歯科医院では（逐一確認しているわけではありませんが），契約書と題した書面を作成しているわけではありませんでした．

　このような現状ですから，必ず契約書を作成しなければならない，とまでは言えないように思われます．

　では，テツ先生のようなトラブルを防ぐためにはどうすればよかったのでしょうか．

　私は，契約書を必ず作成しなければならないとは思いませんが，少なくともトラブルになりやすい点については，書面であらかじめ確認しておくことがリスクマネジメントの観点から大切であると考

えます.

　まず，自費診療では費用がきっかけでトラブルになることも多い
ので，上部構造にいくら，義歯の調整にいくら，修理することになっ
た際にはいくら，等と具体的に明示しておくことが必要です．で
きれば，（患者が"合わない""違和感がする"等と述べるなど，い
くら義歯を調整しても納得しない場合に）調整が複数回に及んでし
まい，その分費用がかかってしまう可能性を伝えておくことも望ま
しいと思われます.

　また，インプラントの上部構造やクラウン等について保証期間を
設ける場合には，保証期間が何年なのか，どのような場合に無償で
の修理・再製作に応じ，どのような場合に有償となるのかを明記し
た書面を作成し，患者に署名捺印してもらうべきと思われます（テ
ツ先生はこれをすべきでした）.

　具体的な治療内容や，成功を保証するわけではないこと，合併症
が生じる可能性があること等について説明したうえで，同意書をと
ることはきわめて大切ですが，その同意書の中に上記の費用や保証
の点を盛り込むのが事後の対応をスムーズにする手立てだと思いま
す.

　また，成功率が高いとは言いがたい，または標準的な選択とは言
いがたいけれども，患者が強く望むので行うといった治療について
は（たとえば，歯根破折や歯周病等のために抜歯適応と思われるが，
患者の強い希望によりクラウン等による補綴治療を行うといった場
合等），そのことを書面で説明し記録に残すか，せめてカルテに経
緯を記載しておくことが大切であると思われます.

II

こんなときはどうすれば?!
歯科治療のトラブル対応
Q&A

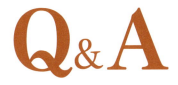

- 一般治療（Q1〜Q15）
- 高齢者対応（Q16〜Q18）
- 薬剤投与関連（Q19〜Q21）

1 一般治療

Q 01 インプラント治療のトラブル①
説明義務

数年前からインプラント治療を行っています．術後にクレームを言われないためにもインプラント治療においては事前の説明が大事であり，それは実践しているつもりです．とはいえ，きちんと説明が出来ているか，不安もあります．どのようなことに留意して説明を行えば，説明義務を果たしたと言えるのでしょうか．また，リスクの説明をする際に，注意すべきことはありますか．

インプラント治療時の説明義務

　インプラント治療が思わしくない結果に終わり，患者との間で紛争化してしまった場合には，多くのケースで説明義務違反の有無が問題となります．では，インプラント治療を行うにあたって，具体的にどのような説明がなされていないと説明義務違反と言われてしまうのか，その裁判例をご紹介します．

リスクについて説明する！

　説明義務違反として頻繁に問題となるのが"リスクについての説明"が十分に行われなかったケースです．**表**に示す分類で言えば，「③その治療に付随する危険性」と，「⑤予後」についての説明が不十分であったケースと言えます．

　まずは大阪地裁平成15年1月27日判決です．上顎の左右各4番から6番の位置に合計6本のインプラント体の埋入が行われ，13本の歯冠部からなる上部構造が装着されました．しかし，患者から，インプラント体埋入部位に激痛が生じ続け，埋入したインプラント体が上顎骨に結合せず，インプラント治療が不成功に終わった等と主張され，訴えられてしまった事案です．

Ⅱ. こんなときはどうすれば?! 歯科治療のトラブル対応Q&A　　*69*

表　説明内容の一例

説明項目	具体的内容の例
①診断の内容	顎骨の状態，咬合状態，ブラキシズム，骨粗鬆症とビスホスホネート系薬剤の使用，喫煙等
②実施予定の治療の内容	即時荷重，フラップレス，バイコルチカル法，1回法，2回法，上部構造の種類等
③その治療に付随する危険性	出血，術後の腫脹，インプラントの迷入，ドリリングのバーの破折，インプラント体が骨結合しない可能性，神経損傷，副鼻腔炎，インプラント周囲炎，上記①と②によるリスク等
④他の選択肢の内容とその違い	ブリッジ，部分床義歯，インプラント埋入の他の術式等
⑤予後	インプラント失敗の可能性，上部構造の破損・脱落の可能性，歯肉退縮した場合の審美性の問題

上記5項目等について，歯科医師であれば通常説明する事項，当該患者が知りたがっていると思われる事項を説明する.

　この事案では，術前検査や担当歯科医師の手技に過失があったとは言えないとされましたが，説明義務違反が認められました.

　裁判所の認定によれば，この歯科医師は，患者に対し，インプラントの術式等については詳しく説明しましたが，インプラント治療に伴うリスクについては，担当歯科医師の指示に従ってさえいれば，必ず成功するかのような印象を与える説明の仕方をしていた，とのことです.

　そして，裁判所は「歯科医師は，インプラント治療を実施するに当たっては，治療が不成功に終わったり，合併症を生じる可能性があることなどを説明し，さらに当該患者について，インプラント治療の成功確率を下げるような消極的要因がある場合には，当該要因についても十分説明したうえで，成功の可能性とリスクについて具体的な説明を行うべき義務を負っている」との一般論を述べました.

　さらに，本件については，担当歯科医師は治療が不成功に終わる可能性があることを説明しておらず，当該患者におけるインプラント治療の

成功確率を下げるような消極的要因（上部構造の歯冠の数に比べてインプラント体の本数が少ない）を説明していないとして，説明義務違反を認めました．

　また，別の事案では，インプラント手術に伴うリスクとして，抜歯の場合と同様に，外科的手術に伴う出血，痛みおよび腫れが生じる可能性があることについて説明しただけで，神経損傷や神経麻痺が生じる可能性があることなどについて説明しなかったとして，説明義務違反が認められたものもあります（東京地裁平成20年12月24日判決，裁判所HP）．

　ほかにも，顎骨を意図的に穿孔させ，バイコルチカル法を用いてインプラント体の埋入が行われた事案において，「このような手技を行う際には，ドリリング時に軟組織への損傷を伴うリスクが高まるから，この点についても適切な説明を行うべき義務があったというべきである」と判示した裁判例もあります（東京地裁平成24年10月25日判決，裁判所HP）．

　なお，この事案では"バイコルチカル法による術式である"ことを事前に説明していないようですので，「②実施予定の治療の内容」について説明を怠ったケースとも言えますし，インプラント治療を行わない方法や，埋入本数を減らす方法についての説明もしていないようですので，「④他の選択肢の内容とその違い」について行うべき説明も怠ったものと言えます．

　以上のとおり，インプラント治療に関しては，外科治療に伴う一般的なリスクの説明以外に，インプラント体が必ず骨結合するとは言えないこと，神経損傷や神経麻痺が生じうること等のリスク説明を十分に行わなければなりません．また，リスク要因がある場合には可能な限りこれを指摘しておくことも大切である，と言えます．

説明した直後の施術

　前述のバイコルチカル法の裁判例では，適切な説明がなされていないことが，"説明し理解させるための時間が確保されていなかった"ことから認定されました．次の事案は，初診日に患者に対して口腔内検査，

レントゲン撮影を行い，12本のインプラントが埋入されたが，これによって患者に強い疼痛と咀嚼障害が生じて紛争化したものです．

　裁判所は「歯科医師は，本件手術を行うに当たり，原告に対し，診断の内容，実施予定の手術の内容，手術に付随する危険性，他に選択可能な治療内容があればその内容と利害得失，予後等について説明すべき診療契約上の義務を負っている」ことや，前記のとおりバイコルチカル法についての説明をすべきことを述べたうえで，本件では，初診日の午前10時半頃に治療を開始し，口腔内検査およびレントゲン検査を実施後，12本のインプラントが埋入され，その日の午後2時過ぎ頃にはすべての治療が終了して治療費の支払いまでが終了しているという時間的な経過から，患者が十分に理解をしたうえで意思決定をすることができるような具体的で詳細な説明がなされたとは考えられない，と判断しました．

　この事案は極端であるとは思いますが，一般論としても，患者に丁寧に説明を行い，患者が理解をしたうえで，十分に検討できる時間的余裕をもって治療を開始することが大切です．

　なお，美容整形（豊胸手術）の事案ではありますが，手術予定日当日のキャンセルの場合には100％のキャンセル料がかかるとの料金体系をとっている場合に，手術当日に適切な説明を受けたとしても，患者はもはや当該手術を受けるか否かの意思決定を適切に行えないため，キャンセル料が発生するよりも相当期間前に必要な説明がなされなければ説明義務違反となる，とした裁判例（東京地裁平成25年2月7日判決，判タ1392号210頁）もあります．

良好な人間関係が構築されている患者への説明

　当然ではありますが，歯科医師と患者との間に良好な人間関係が構築され，患者が歯科医師を無条件に信頼しているような場合であっても，だからといって歯科医師の説明義務が免除されるわけではありません．

　大阪地裁平成20年5月9日判決の事案では，歯科医師が，患者の妻が勤める会社の商品の顧客になるなど懇意にしていたところ，歯科医師

が飲食の席で患者の口腔内を確認してインプラント手術を勧め，後日，患者が歯科医院を訪れた際に"ついでだから"としてインプラント手術を勧め，何ら説明を行わないまま10本のインプラントを埋入しました．後日，患者はインプラント周囲炎に起因した下顎骨の異常吸収等と診断され，咀嚼障害や発音障害等が生じました．そして，判決で説明義務違反が認められました．

*

インプラント治療について紛争化してしまった場合には，多くのケースで説明義務違反も併せて問題となってしまいます．しかも，インプラントは必ずしも必要不可欠な治療ではないこと，自由診療であり，患者の負担も高額となること等から，説明義務を尽くしたか否かは厳しく判断されている印象を受けます．

いずれにしても，歯科医師には，患者が正確な知識に基づいて治療を受けるか否かの判断を行えるように，丁寧な説明を行うことが求められているものと言えます．

1 一般治療

Q02 インプラント治療のトラブル②
術前検査・手術・術後管理

術後の紛争を避けるためにも，インプラント治療においては事前の説明義務を果たすことが大事ですが，説明義務以外にどのような義務を負っていると考えられるでしょうか．また，実際の裁判において過失（医療過誤）と認められたものには，どのような事案があるのでしょうか．

術前検査を行う義務

　一般論として，必要な検査を行ったうえで手術に臨むべき義務を負っているもの，と言うことができます．問題は，具体的にどのような検査をする法的義務を負っているのか，という点です．

　インプラント手術に先だって行われる検査としては，全身的診察（血圧，糖尿病の有無，喫煙），局所的診察，模型上での検査，エックス線検査等があります．このうち，CT撮影をすべき義務があるのか，パノラマエックス線写真撮影で足りるのか，この点が訴訟においてしばしば争われています．以下に裁判例をご紹介します．

① **東京地裁平成20年12月24日判決**（裁判所HP）

　平成14年2月に術前のCT撮影をせずに行われたインプラント手術の事案です．この事案では，歯科医師は術前にCT撮影は行わなかったものの，術前にパノラマエックス線写真およびデンタルエックス線写真を撮影し，パノラマエックス線写真上にメジャーテープを当てて下顎管およびオトガイ孔までの距離を測定し，骨の幅を触診や口腔内所見（肉眼）により確認していました．そのため，裁判所はCT撮影による術前検査を行うことが望ましいとはいえるものの，メジャーテープを用いてパノラマレントゲン写真から距離を確認することも有用であるとされているから，下顎管ないしオトガイ孔までの距離を正確に把握せずに手術を行

った過失はない等と判断しました.

② 東京地裁平成24年10月25日判決（裁判所HP）

　平成15年12月に術前のCT撮影なくインプラント手術が行われた事案です. 裁判所は手術が行われた平成15年12月当時に術前のCT撮影が一般化していたと認めるには足りない等として，術前にCT撮影を行う法的義務があるとまでは言えないと判示しました.

③ 名古屋地裁平成25年2月22日判決

　他方，平成19年8月から平成21年2月までに複数回にわたって，フラップレス法（歯肉を切開せずにインプラント体の直径分だけ切除し，そこから骨をドリリングしてインプラント体を埋入する手法）によってインプラント埋入手術が行われた事案では，裁判所はフラップレス法においては患者のCT画像を基にコンピュータによる解析を行うことが不可欠であり，それによってサージカルステントを作製し，埋入手術のシミュレーションを行うなどの万全の準備を行うことが必要となる等と判示しました.

④ 東京地裁平成26年3月21日判決（D1-Law）

　平成19年3月に受けたインプラント治療によって上顎洞炎等を発症したとして，歯科医師の注意義務違反と説明義務違反が争われた事案です. 裁判所は治療計画の策定においてCT検査が極めて有用であることは明白であるとはいえ，少なくとも，上記の時点において，事前にCT検査を実施することが，被告診療所のような一般の歯科診療所に要求される医療水準にかなうとするのは困難といわざるを得ず，CT検査を実施せずに本件手術を実施したことをもって，被告に注意義務違反があったとまでいうことはできない（事前処置を行うことが，当該医療水準にかなうとする証拠もない）等と判示しました.

⑤ 横浜地裁平成29年11月8日判決（D1-Law）

　平成22年3月のインプラント体埋入手術の際，CT撮影等を行わなかったことによりオトガイ神経の損傷が生じたとして，歯科医師の注意義務違反が争われた事案では，裁判所はCT画像の撮影で三次元的に下顎

管の走行やオトガイ孔の位置関係を把握することができるのは，原告主張のとおりであるが，インプラント体埋入手術の前に必ずCT画像の撮影を行うことが本件手術当時の一般的医療水準であったと認めるに足りる根拠はない等と判示しました．

⑥ **大津地裁令和4年1月14日判決**（D1-Law）

　この事案は，患者である原告から「神経の走行位置を確認したうえでインプラントの埋込方向や深度に注意しつつ施術すべき義務があったのにこれを怠り，その結果，原告の左側三叉神経を損傷した」と指摘されて裁判が起こされました．判決の中では，歯科医師はCT検査等も行わず，下歯槽管の位置を正確に把握するよう努めていなかったとして，歯科医師の過失が認定されました．

⑦ **東京地裁令和4年5月26日判決**（D1-Law）

　患者が上左1番のインプラント体埋入手術を受けたところ，手術部位に含歯性嚢胞が存在したことが判明したという事案ですが，術前CT検査を行っていれば，そもそもインプラント埋入術自体が行われることはなかったとして，インプラント埋入費用（42万円）と不必要なインプラント治療に伴う慰謝料（52万円）が認められました．

*

　このように，インプラント治療における術前検査としてのCT撮影は，従前は法的義務とまで言うことはできませんでした．しかし，現在は少なくとも，症例や術式によってはCT撮影またはCT撮影に代わる適切な術前検査を行っていない等として，術前検査義務違反と言われてしまう危険性は否定できません．事後的な検証がなされうることを念頭に置いて，具体的な症例に応じた適切な術前検査を行うことを心がけるようにしてください．

手術において適切に処置すべき義務

　インプラント手術に関連して起こる合併症としては，術中・術後出血，神経損傷，下顎骨骨折，上顎洞への穿孔・迷入，誤飲・誤嚥，上顎洞炎

や顎骨壊死，骨髄炎等の感染症，アレルギー，隣在歯の損傷や異常疼痛などが考えられます．このような合併症が生じてしまった場合には，しばしば「医療過誤があった」等と主張され金銭の請求がなされたり，場合によっては刑事事件となってしまうことがあります．以下に，具体的な処置に過失（医療過誤）があると認定された判決をご紹介します．

　1つ目は，平成14年2月に，左下5番相当部と6番相当部にそれぞれインプラントを埋入したところ，左オトガイ神経に知覚障害が生じた事案です．この事案では，歯科医師は左下5番相当部に埋入するインプラント体を歯槽骨に保持させるためには，通常より長い18mm のインプラント体を選択し，これを歯槽骨に斜めに埋入することが適切と判断し，18mmの長さのインプラント体を埋入しました．この事案について裁判所は，オトガイ孔が直下にある場合が多い左下5番相当部に，18mmという通常よりも長いインプラント体を埋入することにしたのであるから，特にオトガイ孔付近の下歯槽神経を損傷しないように，十分な角度をつけてドリリング及びインプラント体の埋入を行うべき注意義務があったのに，この注意義務を怠ったとして，過失を認めました（東京地裁平成20年12月24日判決，裁判所HP）．

　2つ目の事案は，平成19年5月に右下5番相当部にインプラントを埋入する際，十分な初期固定を得る目的で埋入窩を形成する際に，右下顎骨の舌側近心方向にドリルを挿入して舌側皮質骨を穿孔し，ドリルを口腔底の軟組織に突出させたところ，オトガイ下動脈をドリルで挫滅させるなどしてしまい，血腫により気道閉塞が生じ，患者を窒息死させてしまった事案です．裁判所は，下顎骨舌側皮質骨を意図的に穿孔し，その穿孔部を利用してインプラント体を固定する術式は危険性の高い術式だったのであるから，血管を損傷することのないように，ドリルを挿入する角度及び深度を適切に調整して埋入窩を形成すべき業務上の注意義務があったのに，この注意義務を怠ったとして過失を認めました（東京地裁平成25年3月4日判決（判時2190号133頁），東京高裁平成26年12月26日判決）．

　このように，症例や術式に応じて具体的な注意義務が認定され，この

注意義務に違反していた場合には過失（医療過誤）とされてしまいます．ですから，合併症を生じさせないようにどのような注意が必要となるのか，（その手術を行うこと自体が適切なのかどうかも含めて）一度検討してから手術に臨むことが医療安全の観点からも，法的リスク対応の観点からも望ましいと思われます．

術後管理すべき義務

　術後管理としては，術後管理が必要であり定期的にメンテナンスに来院するよう指導し，ブラッシング方法の指導を行い，PMTCやSRPを行ったり，症状によっては抗菌薬を投与したり外科的処置を検討するなどが考えられます．以下のように，歯科医師の術後管理義務を認めた裁判例もありますので，ご注意ください．

　平成17年10月に，50代の男性に対して，下顎の重度歯周病の歯を抜歯した直後にインプラント体を埋入したところ（抜歯即時埋入），術後8カ月に他院（大学病院）でインプラント周囲炎等との診断がなされた事案です．この事案について裁判所は，従前の患者の口腔内清掃が十分でなかったことは容易に推測できるのであるから，インプラント周囲炎が発生するリスクを説明した上で，定期的な来院を指示するとともに，口腔内衛生についての指導を厳格に実施し，飲酒・喫煙等に関する生活習慣指導を行うべき義務があり，患者が来院した際には，診察，口腔内清掃，咬合管理を行うとともに，インプラント周囲炎が認められればこれに対する治療を実施する義務があった等と判示しました（大阪地裁平成20年5月9日判決）．

　インプラント手術を行う歯科医師としては，インプラント周囲炎等の防止のために術後管理が必要であると説明したこと，そのための来院を指示したことをカルテ等の記録に残しておくことが有用と思われます．

＊

　インプラントをめぐる紛争では，説明義務以外に，①術前の検査義務，②手術において適切に処置を行うべき義務，③術後管理義務を主張され

ることがあり，具体的な症例・術式に応じて「本件では○○をする義務があったのに，これを怠った」と主張されることになります．その時々のインプラント治療に関する歯科医学的知見と従前の裁判例を踏まえて，どのような術前検査，手術における処置，術後管理を行うことが求められているのか，常に検討し続けることが大切だと思われます．

Ⅱ．こんなときはどうすれば？！ 歯科治療のトラブル対応Q & A　　*79*

1　一般治療

Ⓠ03｜インプラント治療のトラブル③
骨造成に関する説明義務

私は勤務先の歯科医院と病院歯科（口外）でインプラント埋入を担当しており，ソケットリフトやサイナスリフトを行う場合があります．比較的大がかりな処置を行うことになりますので，丁寧な説明を心がけているつもりですが，説明をめぐってどのような点が法的トラブルになるのでしょうか．

　インプラントを埋入する際に，歯槽頂から上顎洞底部の高さや骨量が不足している場合，上顎洞底挙上術(サイナスリフト・ソケットリフト)や骨再生誘導法（GBR法）が行われることがあります．このような骨造成を伴う処置でトラブルが生じてしまい，法的紛争に発展する例は少なからずあります．一般的な説明義務については「インプラント治療①」で説明しましたが，ここでは特に骨造成に関して説明義務違反が争点となった裁判例をご紹介します．

東京地裁平成27年7月30日判決[1]（判タ1424号266頁）

　この事案は，ソケットリフトを伴うインプラント埋入を行ったところ上顎洞炎が生じたものです．

　患者からは，「ソケットリフトは歯槽頂から上顎洞底までの距離が5.0mm以上ある場合に適応となるが，本件では歯槽骨の垂直骨量が3.8mmから4.0mmであったから，適応のない処置を行った過失がある」という主張等がなされました（上顎洞粘膜穿孔のリスクが低いサイナスリフトを行うべきであった，との主張）．

　これに対して判決では，本件手術が行われた平成22年当時において，

---

[1]……本件では，上顎洞粘膜を穿孔したか否か，手技にミスはあったか，といった点も争点となりましたが，いずれも否定されています．

「垂直骨量5.0mm以下がソケットリフトの適応ではないと言うことはできない．本件はソケットリフトの適応があった」と認めました．そのうえで，「ソケットリフトの適応がある症例であっても，サイナスリフトのほうが上顎洞粘膜の穿孔のリスクが低いとは言えない」として，サイナスリフトの説明を行わなかった点について説明義務違反だったとは言えない，と結論づけました．

東京地裁平成26年8月21日判決[※2]（判タ1415号260頁）

　これは，サイナスリフトを伴う上顎へのインプラント埋入を行うため，GBR法に用いる自家骨を下顎枝から採取したところ，神経損傷が生じた事案です．

　患者からは，自家骨以外に人工骨（代用骨）や他家骨・異種骨を用いる方法や，傾斜埋入といった方法があること，さらにその長所・短所について説明すべき義務があったとして，説明義務違反が主張されました（採骨しなければ神経損傷しなかった，との主張）．

　判決では，少なくとも本件手術が行われた平成19年当時の一般的な知見として，人工骨が骨移植材料として確立したものではなく，異物として排出されたり，術後に感染症を引き起こす危険性があること等から，代替的方法として人工骨について説明すべき義務を負っていたとまで言うことはできない，と結論づけました．

　また，ウシ由来骨や他家骨については厚生労働省の認可がなされておらず，使用が困難であることから，説明義務はないと結論づけ，傾斜埋入についても，当時は有効性・安全性が確立されていたと認めるに足りる証拠はないこと等から，説明義務はないと結論づけられました．

　なお，平成19年当時，人工骨を用いる医療機関と自家骨を用いる医療機関は数の上では拮抗していたようですが，それでも，自家骨を用い

※2……本件では，下顎枝からの採骨時の手技上のミスについても主張され，これは肯定されています．

Ⅱ．こんなときはどうすれば?! 歯科治療のトラブル対応Q&A

表 骨造成に関する選択肢

骨造成に用いる移植材	特徴
自家骨	移植材として優れている．侵襲があり，神経損傷等の合併症のリスクがある．採取量に制約がある．採取部位についても要検討．
同種骨（他家骨）	国内では薬機法承認が得られていない．感染症や倫理的な問題がある．
異種骨	インプラントでは未承認．
人工骨（代用骨）	ハイドロキシアパタイト（HA）とβ-リン酸三カルシウム（β-TCP）など．侵襲がない．

上顎洞底挙上術の選択肢	特徴
サイナスリフト	比較的侵襲が大きい．長いインプラント体を選択できる．
ソケットリフト	比較的侵襲が小さい．穿孔時の修復が難しい．既存骨の高さは4 〜 5 mm以上は必要．

※「口腔インプラント治療指針2024」[※3]の61 〜 66頁より．正確には本指針やその他文献をご確認ください．

た方法の説明のみを行った医療機関の説明義務違反は否定されました．しかし，今後もこのような判決が維持される保証はありません．

　日本口腔インプラント学会の「口腔インプラント治療指針2024」[※3]の61頁には「臨床的には自家骨，既存骨の応用が基本であるが，手術侵襲の観点から人工骨の使用も増加している」との記載があります．自家骨が移植材としては優れているようですが，骨採取の際に神経損傷等のトラブルが生じた場合には，患者から「人工骨の説明もしてほしかった（人工骨を選択していれば神経損傷は起きなかった）」との不満が生じる可能性もありますから，先生方においては，人工骨についての説明を行うことが安全と言えそうです．逆に，専ら人工骨を用いている先生

※3……https://www.shika-implant.org/publication/guide/

方は，（その医院では行っていないとしても）自家骨を使う方法がある旨を説明することをお勧めします．

なお，本裁判では，患者から「ソケットリフトの説明を行うべきであった」との主張もなされましたが，ソケットリフトでは歯槽頂から上顎洞底部まで4.0〜5.0mm以上の距離が必要である一方，当該患者の歯槽頂から上顎洞底部までの距離は3.0mmで適応外であったため，ソケットリフトについて説明すべき義務はなかった，と結論づけられています．

説明義務

上顎洞底挙上術には，ソケットリフトとサイナスリフトという方法があり，GBR法に用いられる材料としても自家骨や人工骨（代用骨）などがあります（**表**）．

ここでご紹介した2つの判決では，各種治療法すべてを説明する法的義務があることは否定されていますが，万全を期して説明したほうが安全と言えそうです．たとえば，患者への説明文書や同意書に定型的に網羅的な説明を記載しておくことなどをご検討ください．

Ⅱ．こんなときはどうすれば?! 歯科治療のトラブル対応Q&A

1 一般治療

Q 04 矯正治療の注意点
記録化の要点

> 大学病院の矯正科に残っていた娘が帰省してくることになり，私の医院で矯正医として一緒に仕事をすることになりました．私自身，これまで矯正は他院へお願いしていたのですが，自分の医院で扱うとなると，医院としてどのような体制を作っておけばよいのか，不安もあります．矯正治療を行ううえでは，どのようなトラブルが考えられ，どのような対応をすればよいのでしょうか．

　矯正治療は，他の歯科治療と比較して，治療期間が長期にわたり，費用も高額であり，患者自身も痛みや違和感に耐え，矯正装置を指示どおりに使用するなどの努力をすることが求められます．そのような状況において，予期していなかった変化（たとえば開咬等）や，歯根吸収などの合併症が生じたり，満足に足る結果が得られない等の場合には，しばしばトラブルが生じてしまいます．

　しかも，矯正治療に関するトラブルは，治療期間が長期に及ぶため，望まない結果に終わった原因がいつ，どの治療を行ったこと（あるいは行わなかったこと）なのかが不明確であるケースが多いなど，比較的，解決までの道筋が見えにくい場合が多いように思われます．

　このようなトラブルを回避するため，あるいはトラブルになった場合にも可能な限り早期解決を可能とするために必要なことが，適切な記録化です．

　ここでは，何に気をつけて記録化するのが適切なのか，トラブルから逆算して「記録化の要点」を探っていきます．

矯正治療の結果に患者が満足しない

　矯正治療に関する典型的な苦情としては，なかなか治療が終了しない，全く治らない，自らが満足する状態にならない等といったものが挙げら

れます．時には矯正治療中に（第二次成長に伴って骨格的な特徴が発現して）開咬が生じたり，顎全体が曲がってくる等の変化や，後戻りが生じる場合もあり，これらが苦情に結びつくことがあります．

これらが"苦情"というレベルであり，先生方の説明で患者が納得するのであれば良いのですが，金銭の支払いを請求してくる段階にまで至って"トラブル・紛争化"してしまうこともあります（その場合には弁護士対応が必要となることもあると思われます）．

このような場合には，初診時から矯正治療によってどのような成果が上がったのか，いつ，どのような予期し得ない変化が生じたのか，事後的に検証したうえで患者に説明できなければ，早期の紛争解決は遠ざかってしまいます．

ですから，事後的に振り返って検証できるようにするためにも，模型およびエックス線写真は定期的に作成・撮影しておくべきと思われます（記録化の要点）．患者が"全く治らない・矯正治療を受けた意味がなかった"等と主張しているケースにおいても，初診時と比較すると"見違えるように改善している"という場合は少なくありません．

矯正装置の周辺のう歯

矯正装置を装着していた歯にう蝕が発生する，という事象もトラブルの引き金となります．

女性に対し，動的矯正治療の終了後に，舌側に固定式保定装置を約2年間装着した事案において，固定式保定装置を外したところ，上顎両側の中切歯および側切歯の4本の歯にう蝕が確認された事案があります．この事案は訴訟にまでなってしまったうえに，歯科医師の過失（医療過誤）が認められてしまいました．

この事案の判決では，歯科医師は患者に対し「装置の周辺部分は歯垢が溜まりやすく虫歯になりやすいことを十分に説明した上，その部分について，歯と装置の間を横磨きの方法で磨いたり，歯と歯の間を縦磨きや斜め磨きの方法で磨くなど，動的矯正期間におけるよりも一層丹念に

ブラッシングを行わなければならないことを十分に指導すべき診療契約上の義務（債務）を負うと言うべきである」等として，歯科医師にブラッシング指導を行うべき義務の違反（過失）を認めて50万円余りの賠償を命じました（東京地裁平成15年7月10日判決）.

　もちろん，矯正治療を受けている患者の歯がう蝕になった場合の歯科医師の責任を認めたこの判決自体の妥当性について，異論がある先生方もいらっしゃると思われます.

　しかしながら，このような前例がある以上，ブラッシング指導を徹底しないのはリスクが高いと言えます.　特に固定式装置を装着する場合には，う蝕になりやすいことを説明したうえで，模型を使ったり，手鏡を持たせて患者の口腔内を見せながら指導するなど，具体的にブラッシングの方法を教えることが大切であると言えます.　そして，このような説明・指導をしたということを具体的にカルテに記載しておくべきです（記録化の要点）.

　なお，この判決が出された翌年の平成16年に，日本口腔衛生学会，日本矯正歯科学会および日本小児歯科学会から「矯正歯科治療等における口腔衛生管理に関する提言」がなされ，その中で矯正治療中の患者の口腔環境の特徴，口腔衛生状況の診査と記録および状況に応じた保健指導の方法等が紹介され，口腔衛生管理に自己責任が伴うことを患者に説明して同意を得るべきことが示されました.　参考にしていただければと思います.

矯正治療時の歯根吸収

　矯正治療時に重篤な歯根吸収が生じ，これをきっかけに患者と歯科医師との間でトラブルになることもあります.

　矯正治療によって重篤な歯根吸収が生じた等として，患者から歯科医師に対して約1,860万円が請求された事案があります（東京地裁平成20年12月25日判決，裁判所HP）.

　この事案の判決では，歯根吸収について，矯正力と移動距離，期間と

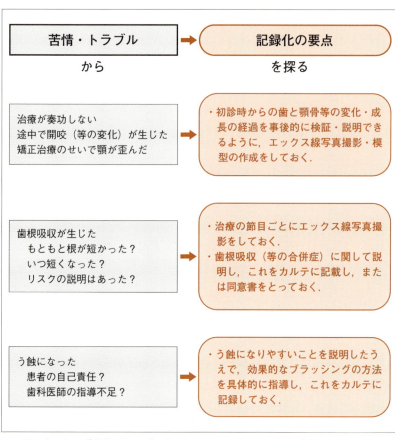

図 生じうる「苦情・トラブル」と，そこから導き出される「記録化の要点」.

年齢などとの関連性について数多く臨床的研究がなされているが，原因を明確に特定するには至っておらず，矯正による歯根吸収を完璧に回避することは不可能とされている等と認定されました．そして，「歯根吸収が起きるか否か，どの程度の歯根吸収が起きるのかは個々の患者によって異なることになるから，患者の希望に基づいて歯の矯正治療を行っている医師が，歯根吸収を発見した場合に常に矯正治療を中止し又は治療方針を変更する義務や，歯根吸収の発生を防止するために画一的に年1回又は6か月に1回の頻度で前歯部のデンタルレントゲン撮影を行う義務を負っていると解することはできないというべきである」等と判示

して，歯科医師に損害賠償責任はないとされました．

このように，"画一的に年1回または6カ月に1回の頻度でエックス線写真撮影を行う義務はない"との裁判所の判断が示されましたが，法的リスク管理の観点からは，（たとえばブラケットを装着する際など）治療の節目ごとにエックス線写真撮影を行っておくことが望ましいように思われます（記録化の要点）．このようにしておけば，歯根吸収が確認できた時点で，そのまま治療を進めるのか，治療計画を見直すのか，患者ないしその保護者に説明して"協議する"必要があるのか，"大学病院等を紹介する"のか等の検討を行うことができます．紛争化した場合にも，いつ，どの程度の歯根吸収が生じたのかという事後的な検証が可能となるため，紛争の早期解決にも資するものと言えます．

なお，上記の裁判例では説明義務違反の有無も問題となりました．この事案では，歯科医師は患者に対して矯正装置をつける前から歯根吸収があり，歯根のさらなる吸収が起こる可能性が大きいこと，最悪の場合は失活，脱落も考えられることや，体質的に歯根が吸収しやすい可能性が考えられることを説明していたため，歯科医師に説明義務違反があるとはされませんでした．

術前に歯根吸収に関して説明を行い，そのことをカルテに記載したり同意書を作成するなど記録化することもまた，法的リスク管理の観点からは大切です（記録化の要点）．

*

矯正治療は治療期間が長いため，説明・指導をしたか否か，その内容について対立が生じやすいと言えます．したがって，説明・指導をしたこと，およびその内容について，その都度，具体的に記載しておくことが望ましいのです．

また，矯正治療や成長によって，歯や顎骨が三次元的に移動・変化・成長するため，画像や模型などによって記録化されていなければ，事後的に治療経過を把握することは著しく困難となってしまいます．矯正治療においては，「記録化の要点」に注意していただければ幸いです．

1 一般治療

Q 05 根管治療のトラブル対応①
リーマー，ファイルの破折

彎曲根管の治療中に，ファイルが破折してしまうことがあります．ほとんどは患者さんに説明し，根管内に残っていた破折片を取り出して事なきを得るのですが，ファイルなどの破折は治療の過程でのことなので，すべて歯科医師の責任と言われるのは理不尽な気もします．リーマーやファイルが破折したら，すべて歯科医師に過失があることになってしまうのでしょうか．また，破折片が取り出せない場合は，法的にはどのように対応するのがよいのでしょうか．

リーマー等の破折は医療過誤か

　リーマー等が破折したら“歯科医師に過失（医療過誤）があることになってしまうのか”という点に関して，3つの判決をご紹介いたします．

　1つ目の判決は，リーマーが破折しただけでは歯科医師に過失があるとは言えない（特に操作が不適切だったと証明されれば過失あり），とした判決です．これに対して2つ目の判決は，リーマーが破折したら歯科医師には過失がある（特段の注意を払って操作したことを証明できれば過失なし），としました．そして3つ目の判決は，「リーマーの破折に関して歯科医師がどのような注意義務を負うのかは慎重に検討しなければならない」とだけ判示して，この点を明確にはしませんでした．

　以下に抜粋部分をお示ししますが，「原告」は患者で，「被告」は歯科医師です．

　1つ目は東京地裁平成19年5月10日判決です．この判決は，「被告が左上5番の歯の湾曲した深部の根管治療をしていた際にリーマーが破折したのであるが，それだけで被告の治療操作が不適切であったということはできず，他に治療操作が不適切であったことを認めるに足りる的確な証拠はない」として，歯科医師の過失を否定しました．

これに対して2つ目の東京地裁平成24年9月13日判決（判タ1411号374頁）では「リーマーが破折した場合，根管の緊密な充填をすることが困難となって，根尖病巣を生じさせる危険性があることから，根管治療に当たってリーマーが破折しないようにすることは，歯科医師が負うべき注意義務である…被告らが指摘するように，原告の左上4番の歯根部が曲がっていることが認められるとしても，被告…が，かかる歯根部の形状に特段の注意を払ってリーマーによる操作を進めたなどという事実は見いだせないのであるから，被告…には，リーマーを破折した過失がある」として，歯科医師の過失を認めました．

この判決では，「歯根部の形状に特段の注意を払ってリーマーによる操作を進めた事実は見いだせない」として，歯科医師側で"歯根部の形状に特段の注意を払った"ことを立証すべきかのような表現がなされています．しかし，どのような資料があれば"歯根部の形状に特段の注意を払った"こととなるのかは不明確です．

また，根管治療を始める時点では歯根部の形状を正確に把握できないケースもあるのではないか（たとえば，歯根部の彎曲の方向によっては事前のエックス線写真で彎曲していることを把握できない場合もあるのではないか），という点でもこの判決には疑問があるように思われます．

3つ目の東京地裁平成25年3月28日判決（D1-Law）は「そもそもリーマーの破折及び残置に関して歯科医師は患者に対し，どのような注意義務を負うのか，あるいは，どのような説明義務を負うのかという点については，慎重な検討が必要と考えられる」等と述べて，リーマーが破折したこと自体が歯科医師の過失になるのかどうかを判断しませんでした（過失があろうがなかろうが，患者に生じた症状が破折片に起因すると認めることはできない，として患者の請求を棄却しました）．

以上のとおりですから，リーマー等を根管内で破折させることが歯科医師の過失（医療過誤）になってしまうか否かという点については，未だ確立した結論や判断手法があるわけではなく，まさに今後の「慎重な検討が必要」であると言えます．

そして，この点について，私は歯科界からの積極的な発言がなされるべきであると考えます．私は以前から，医科と比べて歯科は司法の判断に対する情報発信・発言が少ないと感じていました．歯科医療についての判決に対して歯科医師から批評や批判はもっとなされるべきです．上記の3つの判決に対しても，たとえば彎曲した根管におけるリーマーやファイルの破折は注意すれば避けられるのか，術前に根管の形状を正確に把握することはできるのか，保険診療で毎回新品のリーマーやファイルを使用することは可能なのか，金属疲労の要素はないのか，不良品が混入することはありえないのか，どのような場合には破折しても仕方がなくて，どのような場合には仕方ないとは言いがたいのか等，歯科界・現場からの発言がなされるべきと思います．

破折した場合の対応について：裁判例の状況

それでは，リーマー等が破折した場合にはどのように対応するのが適切でしょうか．

まず，リーマーが破折したことを説明する法的義務があるか否かという点ですが，この点についても前記の3つの判決がそれぞれ判断を示しています．

1つ目の前記平成19年判決は「リーマーが破折したことを説明した方が望ましかったとはいえる」としつつも「仮に原告がリーマーの破折を知ったとしても，そのことにより，破片の除去や本件で実施されたものとは異なる治療を実施することが可能となったということを認めるに足りる証拠はないから，…リーマーが破折したことを説明すべき義務があったとはいえない」と判示しました．

2つ目の前記平成24年判決は，リーマーの破折片を除去せずに残置させたことが過失と言えるか否かという判断の中で，「リーマーを除去することが困難である場合，あえてこれを残したまま根管充填を行うことがあり得るとの医学的知見が認められる…．しかし，被告…は，そもそもリーマーを破折したことに気付かず，原告に対してこれを説明する

表 リーマー等の破折に関して本文中で紹介した3つの判決の比較

	平成19年判決	平成24年判決	平成25年判決
リーマー等の破折自体について	「湾曲した深部の根管治療をしていた際にリーマーが破折した…だけで…治療操作が不適切であったということはでき…ない.」	「根管治療に当たってリーマーが破折しないようにすることは，歯科医師が負うべき注意義務である」	「破折及び残置に関して…どのような注意義務を負うのか…という点については，慎重な検討が必要」
リーマー等が破折したことの説明について	「リーマーが破折したことを説明した方が望ましかった….しかしながら，…破折したことを説明すべき義務があったとはいえない」	「そもそもリーマーを破折したことに気付かず，…説明…もしなかった」等の理由で，破折片を残置させた過失を認めた.	「破折及び残置に関して…どのような説明義務を負うのかという点については，慎重な検討が必要」

こともしなかったというのであるから…，上記のような医学的知見を踏まえた上で，あえてリーマーの破折片を除去しないという判断をしたものとも認め難い」と判示して，破折片を残置させた過失を認めました.

　3つ目の平成25年判決は，前記のとおり「そもそもリーマーの破折及び残置に関して歯科医師は患者に対し…，どのような説明義務を負うのかという点については，慎重な検討が必要と考えられる」等と述べて，リーマー等が破折したことを患者に説明する法的義務があるのかどうかを判示しませんでした.

　このように上記3つの判決では，"リーマー等が破折したことを患者に説明すべき法的義務がある"とまでは明確には述べられていません.

しかし，上記の2つ目の判決では，患者に破折について説明しなかったこと等を理由として，歯科医師にリーマーの破折片を除去しなかった過失（医療過誤）があると認定しているので，（この判決が妥当であるか否かはともかくとして）注意が必要です.

　以上のとおり，リーマーやファイルを折ってしまうこと自体が歯科医師の過失になるか否か，リーマーやファイルが破折したことを説明する法的義務があるか否かという点に関しては，未だ慎重な議論が必要な状

況にある，と言ってよいように思います．そして，私はこの点について前述のように，歯科医師による判決に対する批評がもっとなされるべきではないか，と考えているのです．

リーマー等が破折した場合の対応

前述のとおり，リーマー等が破折した場合の説明義務について裁判例が固まっているわけではありません．

もっとも，実際問題として破折片を容易に除去できないケースには，破折したことを患者に説明し，破折片を除去する場合，もしくは残す場合のリスクを説明した上で"除去するか否か"を患者と共に決断することが望ましいように思われます．破折したことを患者に説明せずに破折片を除去しなかった場合には，他院で破折片が見つかった際に患者が不信感を覚え，紛争化してしまう危険性があるからです．

後述の平成13年裁判例も考慮すると，リーマー等の破折を説明する場合においては，"破折片を除去する方法，除去する場合のリスクと除去せずに治療を進めた場合のリスク・予後"を十分説明し，"その上で同意を得たこと"を記録化する（診療録への記載や同意書をとる）ことがリスクマネジメント上は望ましいものと考えます．

なお，リーマー等が破折して容易には除去できないことがわかった時点で，患者に破折したことを説明して，大学病院等を紹介することもありえる判断だと思います．破折片を除去しようとして穿孔等の偶発症を引き起こしてしまった場合にも，紛争化したり紛争が激化してしまう危険性があるからです．

他院で破折したリーマー等の破折片が残置している場合の対応：その歯に根管治療を行う場合

前医で破折したと思われるリーマー等の破折片が残置している歯に根管治療を行う場合に関して，東京地裁平成13年3月12日判決（判タ1089号238頁）をご紹介します．

Ⅱ. こんなときはどうすれば?! 歯科治療のトラブル対応Q&A 93

　この判決は，前医である他院で破折したリーマーの破折片が右下7番
の歯の近心根に残置されており，当院でこの破折片を除去せずに根管充
填を行ったところ，後医の大学病院でリーマーの破折片が除去された，
という事案についての判決です．

　この判決では，「破損したリーマーを残置した状態で根管充填を行う
ことは，将来の根管感染の不安を残した処置であると認められ，当時の
歯科医療水準上，相当な治療とはいえない」とした上で，「異物が根管
に残ったまま，根管充填を行うことは，細菌の増殖の危険があり，患歯
の予後に重大な影響をもたらすのであるから，その説明においても，現
時点で，根管充填することの危険を，患者に対して十分説明した上で，
患者からの同意を得なければならない」と判示しました．そして，十分
な説明をせずに，破折片を除去しないまま根管充填を行った歯科医師に
「破損したリーマーを残したまま根管充填を行った過失がある」と結論
づけました．

　この判決のポイントは3つです．1つ目のポイントは，前医で破折し
たリーマー等の破折片を除去せずに根管充填を行った歯科医師に過失が
あると認められた点です．自らの処置でリーマー等を破折した場合でな
くとも，過失（医療過誤）とされる可能性があるということです．

　2つ目のポイントは，この歯科医師は破折片が残置していることを患
者に説明し，破折片を残したまま根管充填を行うことを説明し，同意を
得た上で根管充填を行った節があるにもかかわらず，過失が認められて
しまった点です．判決が述べるところによれば，破折片を残したまま根
管充填することの危険性，患歯の予後について十分な説明をしていない
から，破折片を残したまま根管充填を行うとの説明だけでは不十分であ
るということのようです．

　この歯科医師は，患者に治療が進まないことについて不満を述べられ
たため，破折片を残したまま根管充填を行うと説明し，同意を得て根管
充填を行ったようです．個人的には，治療経過としてやむを得ない面も
あったように感じられます．

3つ目のポイントは，この判決ではリーマーの破折片が残されたこととその歯の疼痛との間には因果関係は認められない，と判断されているにもかかわらず，後医の大学病院で破折片を除去する処置を受けることによって患者が被った精神的苦痛等が損害として認められている点です．

前医の治療の過程で破折した破折片を除去しなかっただけで，しかもその破折片が悪さをしたとは認められないにもかかわらず，患者が破折片を除去する処置を受けたことによる慰謝料を支払うべきと結論づけられたことには疑問なしとしません．

いずれにしても，上記判決から得られる教訓としては，他院で破折したリーマー等の破折片が残置している場合であっても，その歯を治療する際には，前述のとおり"破折片を除去する方法，除去する場合のリスクと除去せずに治療を進めた場合のリスク・予後"を説明し，"その旨を説明した上で同意を得たこと"を記録化することが望ましいということです．

他院で破折したリーマー等の破折片が残置している場合の対応：その歯について疼痛の訴えや炎症所見等がない場合

他院で破折したリーマー等の破折片が残置していることをエックス線写真等で発見した場合で，その歯について疼痛の訴えや炎症所見等もなく，治療予定がないときには，どのように対応すべきでしょうか．

公刊されている裁判例を調べた限りでは，この点に言及した裁判例はありません．

破折片を必ずしも除去しなければならないわけではないことに鑑みれば，たとえば初診時のパノラマエックス線写真撮影で破折片と思われる像が確認できたとしても，その歯について疼痛等の主訴もなく，炎症所見も認められないのであれば，私見としては，破折片が残置していることを積極的に説明すべき法的義務があるとは思いません．

もっとも，リスクマネジメントの観点からは説明しておいたほうが無難であると思われますし，他方で，前医と患者との間で紛争を生じさせ

Ⅱ．こんなときはどうすれば?! 歯科治療のトラブル対応Q＆A 95

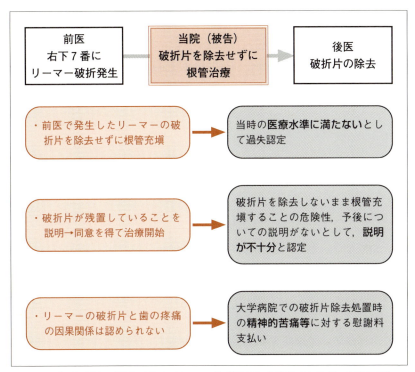

図 平成13年判決の概要．前医でリーマー等が破折した事案であるが，歯科医師に厳しい判決となっている．

ることが好ましいとも思いません．現状においては，ケースバイケースの対応，個別の判断にならざるを得ないところと思われます．

＊

　リーマー等の破折をめぐるトラブルは，歯科医療紛争として散見されます．また，自院での処置の際にリーマー等が破折したケースや他の歯科医院の治療が原因で破折したと思われる破折片を発見したケースで，どのような対応をしたらよいのか，という質問が寄せられることも多いと感じています．この回答が，先生方にとって身近で厄介な問題について，考える契機となれば幸いです．

1 一般治療

Q 06 根管治療のトラブル対応②
リーマー等の破折に関するもの以外

最近はマイクロスコープなどの登場により，根管治療も随分やりやすくなりました．とはいえ，抜髄や根管形成，根管充填など，視野を確保できない状態で行う治療も多く，治療に関してトラブルになったという話もよく耳にします．そこでお聞きしますが，根管治療を巡っては，リーマーやファイルの破折以外ではどのようなことがトラブルとなり，歯科医師の責任を問われることがあるのでしょうか．

　根管治療にまつわる紛争は，歯科に関する医療紛争全体の中でも一定の割合を占めており，かつ紛争のバリエーションも豊富です．前項ではリーマーやファイルの破折についてお答えしましたので，ここではそれ以外のものをご紹介します．

無断抜髄・適応のない抜髄

　生活歯に対する根管治療を行った後になって，患者から「必要もないのに無断で抜髄されたから慰謝料を支払ってほしい」「治療費を返金してほしい」との要求がなされるケースは決してめずらしくありません．

　たとえば，大阪地裁平成18年9月29日判決の事案でも，左上3番の二次う蝕に対して行われた抜髄について，その必要性の有無や抜髄を行うことについての同意の有無が争われました．

　この判決では，抜髄の適応の有無については，局所麻酔下でう蝕部分を削る処置を行ったところ，う蝕部分が歯髄に及んでいる，いわゆる露髄の所見が得られたこと等から，同歯について"抜髄の必要性があった"と認定されました．また，同意の有無については，抜髄等の治療終了後に患者が「神経はもう取ったんか」と尋ね，歯科医師が「はい，取りましたよ」と回答した経緯があったにもかかわらず，患者はクレームを述

べず，その後も通院していたことなどから，事前承諾を得ることなく抜髄したとは認められない，と認定されました．そして判決では，幸いにも，抜髄の必要性があり，患者の同意もあった，と認定されました．

しかし，同意書のない中で，診療録や画像等の診療記録，担当した歯科医師の話などの限られた証拠を基に，処置に適応があったことや同意があったことを裁判所に説明することは，しばしば困難を極めます．

ですから，診療録への記載の際には，根管治療の適応があるとの診断の基となった所見（露髄や自発痛など）や，根管治療・抜髄およびこれに引き続く治療の概要（支台歯形成を行ってクラウン等を被せることなど）を説明し，同意を得たこと等を，詳細かつ丁寧に記載することをお勧めします．

不十分な根管充塡

「医療における「過失」とは」（24頁）でも紹介した事案ですが，東京地裁平成23年2月14日判決（判タ1381号192頁）は，左上1ないし3番および右上1ないし3番の歯に対する根管充塡が不十分であったために，これらの6本の歯すべてに根尖性歯周炎が生じたという事案です．

この事案では，根管充塡が行われた6本の歯すべてについて，術後のエックス線写真で根尖部から4〜5mm程度手前までしか充塡材が達しておらず，死腔があることが確認されています．

このような状況が過失というべきか否かを判断するため，裁判所は「少なくともX線写真上，根尖から2mm程度の位置まで充塡されているかが適否の重要な基準になるものと解するのが相当である」等との基準を示しました．そして，本件歯科医師が行った根管治療については，根尖から2mm程度の位置より明らかに歯冠側までしか根管充塡されなかったものと認められ，「根管の緊密な充塡を実施すべき注意義務の違反」があるとして過失を認めました．

この判決の前提となった具体的な事情はわかりませんが，先生方が今後，根管充塡を行う際には，このような判決が出たと言うことをご参考

にしていただければと思います.

根管の穿孔

　根管治療の際に根管に穿孔が生じた等として，治療費や慰謝料等が請求されるケースも散見されます.

　そして，裁判官が執筆した本に「根管治療の際に周辺組織に穿孔等を生じさせた場合には，注意義務違反が認められることが多いと思われる」との記載もあるなど，穿孔等が生じた場合には歯科医師に注意義務違反が認められやすい現状にあると言えます（このような現状が歯科医師から容認できるものか否かについては，先生方のご意見を伺いたいところです）.

　もっとも，東京地裁平成17年 2 月25日判決では，右下 6 番の根管治療の際に「近心根の遠心壁に穿孔した疑いは払拭できない」としつつ，穿孔によって疼痛が生じたわけでもなく，新たな治療が必要になったわけでもなく，抜歯せざるを得なくなったわけでもないとして，仮に当該歯科医師に「過失があったとしても，それによる損害の発生を認定する証拠はないものといわざるを得ない」と認定し，"過失はあるかもしれないが損害はない"として歯科医師の損害賠償責任を否定しました.

薬品の付着

　たとえば，手袋にホルモクレゾールが付着したことに気づかず患者の皮膚に付着させてしまう等，根管治療に用いる薬剤が患者の皮膚（多くの場合，顔の皮膚）に付着してしまう事故もめずらしくありません.

　患者に皮膚の痛みを与えてしまったことについて謝り，痛みが生じている原因を説明し，速やかに皮膚科を紹介する等の対応をとるべきと思われます.

疼痛や腫脹が生じた

　根管治療後（場合によっては補綴物を装着した後）に疼痛や腫脹が生

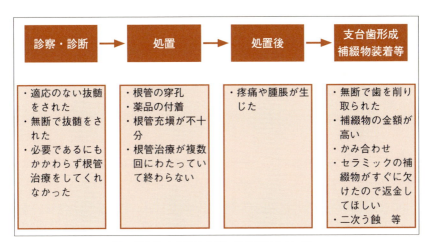

図　根管治療を進める際に生じ得るトラブル.

じた等として，患者から他院での治療費や慰謝料等を請求されるケースもあります．

なお，後から振り返って検討しても，根管治療自体が不適切とは認められず，患者の疼痛や腫脹の原因が明確にはわからないケースも多くあります．

根管治療をしなかった

珍しい事案ですが，歯髄炎と診断せず根管治療を行わなかったことが過失であると主張された事案もありますので，ご紹介します．

平成8年6月から歯肉炎の治療を行っていた患者が平成9年2月頃に上顎前歯部の疼痛を訴えましたが，患者自身もどの歯が痛いのか特定できず，上顎前歯部にう蝕はなく，未だ歯肉炎の症状があったため，担当歯科医師は，とりあえず歯肉炎の治療を行い，痛みが解消しなければ抜髄することとし，平成9年8月まで歯肉炎の治療を継続しました．ところが，患者は他院において歯髄炎と診断され，抜髄を受けました．そして患者から，平成8年6月から平成9年8月まで，担当歯科医師が歯髄炎と診断せず抜髄をしなかったことが過失であると主張されました．

この事案の判決（東京地裁平成15年6月11日判決）では，上記の事情から

すれば，担当歯科医師が，患者の特定の歯が歯髄炎に罹患していると診断することは困難であったと言え，歯肉炎の完治を待って歯の神経に異常があるか否かを判断する，という方針をとったことは歯科医師としての裁量の範囲であり，その処置に過失があったとは言えない，と結論づけました．

*

　根管治療においては，リーマー等の破折以外にも，本項でご紹介したようなさまざまなトラブルが潜んでいます．

　いずれの事故の場合にも，慌てず歯科医学的に可能な対応をとり，必要であれば他院を紹介し，適切に説明をすることが大切です．具体的な損害がない場合（たとえば，ごくわずかな穿孔が生じた可能性があるが，予後が悪くなる見込みはない場合）には，その旨をきちんと説明することも，事案によってはあり得る対応と考えられます．

1 一般治療

Q07 抜歯に関する紛争

破折によりホープレスと判断した右下6番を抜歯しました．患者さんには抜かなくてはならない理由を説明し，同意を得たつもりでしたが，担当の歯科衛生士には「抜かずにすむ方法はなかったのでしょうかね？」と話したそうです．こちらとしてはきちんと説明したつもりですし，「いまさら……」とも思いますが，たとえば紛争にならないためには，法律的にどのような点に注意しておけばよかったのでしょうか．

誤抜歯の防止

抜歯に関する紛争の典型としては，抜歯すべき歯を間違える"誤抜歯"がまず挙げられます．たとえば，矯正歯科医からの紹介で右上5番，左上4番，右下4番，左下4番の抜歯を依頼されたにもかかわらず，すべて4番の抜歯を依頼されたものと思い込み，右上についても4番を抜歯してしまった事案があります（東京地裁平成15年9月1日判決）．ほかにも，左右を間違えて抜歯したり，予定していた8番ではなく7番を抜いてしまう等の例もあります．

抜歯を行う直前に，もう一度，対象となる歯は上下左右の何番なのか，今まさに抜こうとしている歯は本当に抜歯を予定していた歯なのか，再確認するようにしてください．

抜歯の適応の有無

抜歯した後になって，抜歯の必要がなかったのではないか等として，抜歯の適応の有無が争われる場合もあります．

東京地裁平成19年10月4日判決（裁判所HP）は「抜歯は，歯に加えられる最終的な医療処置であり，可能な限り避けるべきものであるとされ

ていることが認められるから，う蝕症等の治療に当たる歯科医師として
は，治療の対象となっている歯が根管治療の禁忌症に該当する場合を除
き，当該歯の抜歯以外の方法で治療目的を達成するための手段を尽くす
べき義務」を負っていると判示しています．

　しかしながら，ただちに抜歯をしなければならない症例でなくとも，
長期的な観点や他の治療との兼ね合い，患者の希望等を考慮して抜歯が
選択されることもあり得るものと思われるため，私としては平成19年
判決には疑問を禁じ得ません．

　これに対し，東京地裁平成26年3月27日判決（D1-Law）は，右上6番
（動揺度0，口蓋根部分の歯周ポケット7mm，くさび状欠損，口蓋根
と遠心根の歯肉縁下にう蝕あり）について「保存が不可能ないし困難で
あったとは認め難いが…抜歯をせずに補綴治療を行ったとしても…，結
果的には本件抜歯を行った場合と比べて予後が悪くなる可能性もあった
ことからすると，長期的な予後という観点からすれば，…抜歯したこと
が医療水準に照らして不適切であったということまではできない」と判
示しています．この平成26年判決では，平成19年判決のような「抜歯
以外の方法で治療目的を達成するための手段を尽くすべき義務」を持ち
出しておらず，より柔軟な選択を認めているものと思われます．

　ただし，平成26年判決も合理的な範囲での選択を認めているにとど
まるわけですから，"なぜ抜歯をするのか"という点について，明確な
意図・十分な根拠をもって行うことは当然です．

適応についての説明

　この"なぜ抜歯をするのか"ということについて，患者に説明する義
務があるとした裁判例もあります．前掲東京地裁平成26年判決は，抜
歯の適応はあるが，「患者によっては，抜歯ではなく補綴治療を選択す
る可能性も十分に考えられる」という事案において，歯科医師は患者に
「抜歯せずに補綴治療を行う方法も採り得ることについて，抜歯を行っ
た場合の予後と歯を保存した場合の予後とを比較できるようにしながら

①抜歯の必要性や合併症を説明すべきとする裁判例があること
　→説明義務を果たす意味
②抜歯の必要性を説明していないと，抜歯の適応をめぐって紛争化する危険
　が増すこと
　→抜歯の必要性をめぐるトラブル回避の意味
③合併症のリスクを説明していないと，その合併症が生じた場合に患者の不
　満が増大して紛争化する危険が増すこと
　→合併症が生じた場合のトラブルを回避する意味
④合併症（神経損傷や骨折，脱臼，歯牙の迷入など）のリスクを説明してい
　ないと，紛争になった場合に，歯科医師がその合併症に注意しなかったの
　ではないか等と疑われてしまう可能性があること
　→合併症に注意していなかったと疑われる事情を減らす意味

図　抜歯の必要性や合併症のリスクの説明をする4つの意味.

説明すべき義務」を負っているとしています.

　また，前掲東京地裁平成19年判決は，「抜歯を行うことがやむを得な
い場合であっても，抜歯を行う必要性について患者に対し十分な説明を
行う義務を負っていると解される」と判示しました（法的義務というこ
とになると疑問は残ります）が，歯科医師の職業倫理としては，そうあ
るべきだと思います.

　抜歯の必要性について十分に説明しないまま抜歯を行った場合に，ト
ラブルに発展しかねないことは言うまでもありません. その場合には，
説明を怠っただけではなく，抜歯の適応についても「必要がないにもか
かわらず抜歯を行ったのではないか？」等との非難を受けることになり
かねません.「何の説明もないまま無断で抜歯された」との主張がなさ
れる場合もあります.

手技上の過失

　抜歯の手技についての紛争も少なくありません. 特に智歯抜歯によっ
て神経損傷等の合併症が発症してしまい，患者から慰謝料等の支払いを
求められるケースは多いと言わざるを得ません. この場合，合併症の発

症がやむを得ないものであったかどうかが問題となります.

　具体的には，まず，術式が適切だったかが問題となります．たとえば，歯牙分割について「上下に分割するだけではなく，舌側と頬側にも分割すべきだったのではないか」「歯槽骨の一部を除去して抜歯の方向を変えるべきだったのではないか」等といった主張が患者からなされることがあります．これらの主張との関係では，歯科医師が適切な術式／一般に採られている方法に沿って行ったかどうか，の検討がなされることになります.

　裁判例を見ると，一般的には歯牙分割を行うべき症例において，分割せずに抜歯したところ下顎骨骨折を生じた事案について，歯牙分割を行うことなく無理な外力を加えて抜歯したため，下顎骨骨折を生じさせた等と認定されることもあります（富山地裁平成19年1月19日判決，判タ1247号304頁）．反対に，「本件抜歯術は一般に採られている方法に沿うものである．なお，歯牙の分割回数は，通常は2分割すればよく，あまり細かく分割すると歯牙の破片が残存して感染源となる可能性が指摘されている」という認定がなされることもあります（大阪地裁平成16年9月29日判決）.

　次に，適切な術式／一般に採られている方法，に沿って行ったのに合併症が生じた場合に，合併症が生じたことがやむを得なかったのかどうかという点も争点となります．その判断は事案によって異なりますが，一般的に言えば，適切な術式／一般に採られている方法，に沿って抜歯が行われた場合には，乱暴な操作が行われたとか，注意を怠ったことが推認できるその他の事情がない限りは，歯科医師の法的責任が認められることはありませんし，認められるべきでもありません.

合併症についての説明等

　法的責任はともかく，実際に神経損傷が生じてしまった場合や，上顎洞に歯牙が迷入して上顎洞炎が生じてしまった場合等には，患者とのトラブルを避けることは困難です．このような場合に備えるという意味でも，事前に合併症のリスクについて説明しておくことや，難抜歯となり

そうな場合に大学病院等の口腔外科を紹介するという方法を示しておくことも，トラブル回避のためには有効です．

なお，説明を行った場合には，同意書に署名をもらう，カルテに記載を行う，説明の際に用いた資料を保管する等の記録化にも努めるべきと思われます（「Q30 同意書を整える①」198頁参照）．

*

抜歯は一般の開業歯科医院においても頻繁に行われている処置ですが，それだけにトラブルとなるリスクの高い処置でもあります．

術前においては，抜歯の必要性や抜歯に伴う合併症のリスクについて十分に説明を行い，抜歯を行うにあたっては，どの歯を抜くのかということを再度確認したうえで，適切な術式／一般に採られている方法，に沿って抜歯を行うことが大切です．そして，説明や処置の内容を逐一カルテ等に記載するべきです．

この回答をきっかけに，もう一度，抜歯時の説明が十分か，どの歯を抜くのか再確認しているか，行っている手技が適切ないし一般的なものであると言えるか，などを見直していただければと思います．

1 一般治療

Q 08 気腫について

エアフローで歯面清掃を行った際，皮下気腫を生じさせてしまいました．患者からは「医療過誤ではないか」と指摘されているのですが，私が悪いのでしょうか．

　私が調査した限り，公刊されている判決の中には，歯科治療によって気腫が生じたことの責任が問われているものはありませんでした．しかし，裁判に至らないレベルの"もめごと"として，気腫をめぐる事案は少なくありません．ここでは，それに備えて臨床において注意すべき事項を紹介します．

添付文書の内容を確認する

　歯科治療の中では，エアタービン，歯科用レーザー，エアシリンジ等の使用や，根管治療用薬剤の発泡作用などによって気腫が生じる，とされています（**表**）．基本的には気腫は偶発症とされており，適切な治療を行ったとしても生じることがあるようですから，積極的に何らかの不手際があるということでなければ，医療過誤とは言えないものと考えます．

　まず基本ですが，機器の添付文書の内容を確認しましょう．通常，患者の適応や使用方法について細かな指定が記載されています[1]．これに反したり，適応の有無を確認せずに使用し，気腫を生じさせた場合には，医療過誤と言われても仕方がないように思われます．

※1……たとえば，EMS社製の「エアフローマスターピエゾン」の添付文書には，適応となる歯周ポケットの深さなどがミリ単位で指定されていたり，同一の歯周ポケット内での噴射が5秒以内とすべきことなどが記載されています．

表　気腫の発生原因と例

圧縮空気	例：エアタービン，エアシリンジ，レーザー照射時の冷却エア
発泡性製剤の使用による交互洗浄	例：次亜塩素酸ナトリウムと過酸化水素水による反応性気体発生，次亜塩素酸ナトリウムとエデト酸による反応性気体発生
呼気圧変化による鼻腔，上顎洞，口腔からの空気流入	例：歯科治療中・歯科治療後のくしゃみ，楽器演奏，大声，怒責など
症候性	例：肺炎などに続発

　他方，「智歯抜歯術等において，エアタービンを使用すると皮下気腫等の偶発症を生じるおそれがあるので注意すること」などの抽象的・一般的な記載にとどまっている場合には，当該機器独自の注意点があるというわけではないので，歯科医師として基本的な注意事項さえ遵守していれば，医療過誤と認定されないと思われます．必ず，使用されている機器の添付文書・取扱説明書の内容を確認してください．

　また，学会誌や各種論文などには，気腫を避けるための注意点（拡大した根管の乾燥時には，エアではなく綿栓を使用するなど）が種々挙げられていますので，基本的な注意事項の確認として，参考にされてはいかがでしょうか．

エアタービン

　智歯の分割抜歯は，粘膜下組織にエアが排出する状態でタービンを使用せざるを得ないため，比較的，気腫が生じやすいとされていますが，さまざまな論文でエアタービンを使用する際の注意事項（エアの排出方向に注意したり，ミラーで流れをブロックするなど）が取り上げられています．

　日本歯科医学会が厚生労働省委託事業として平成26年3月にまとめた「歯科治療時の局所的・全身的偶発症に関する標準的な予防策と緊急対応のための指針」[1] では，「本邦において過去に報告された下顎智歯

抜去時の縦隔気腫の12例がエアタービンの使用時に発現していることから，粘膜剥離が必要な症例ではエアタービンの使用は極力避けることが望ましいと考察されている」「下顎智歯抜去時には縦隔にまで及ぶような広範囲の気腫が発現する傾向があるため，（中略）エアタービンの使用は必要最小限に限り……」「歯の分割には5倍速マイクロモーターの使用が勧められます」との報告がなされています．これが"ただちに法的義務となる"とは言えませんが，留意してください．

歯科用レーザー

歯科用レーザーについても，学会誌等で注意喚起が行われています．日本レーザー歯学会の「歯科用レーザーを安全に使用するための指針」[2] や，日本レーザー医学会「歯石除去を対象としたレーザー治療の安全ガイドライン」[3] は学会がまとめた指針であり，インターネット上で閲覧することもできますから，これを機会に確認してください．

たとえば，日本レーザー歯学会の指針では「口腔領域での膿瘍切開などにレーザーを使用した後に，皮下気腫を生じた例が少なからず報告され，中には縦隔にまで気腫が発生した例もあった．口腔内においても体管や体腔内など内圧が高くなるような部位にレーザーを使用する場合には，十分注意しなければならない」と，また日本レーザー医学会のガイドラインでは「歯周ポケット内照射を行う場合には，極力エアーを少なくするか，あるいはオフにするなどの配慮が必要」とされています．

大事に至らないために

出発点は医療機器の添付文書と取扱説明書の内容を確認することです．禁忌欄に，適応の限定や手技に関する具体的な禁止行為の記載がないか確認し，あった場合には機器に注意書きのメモを貼っておくなどして，スタッフ全員が容易に把握できるような対策をするのがよいでしょう．

皮下気腫が生じた場合には，症状と予後について，患者に丁寧な説明を行い，安心感を与えるようにしてください．"治療は適切であった"

と強調することは責任逃れのように見えかねませんが，不必要な被害感情が生じないように，"普通の治療をしていても，皮下気腫が生じてしまう恐れがある"ことを説明してください．

<参考文献>
1）日本歯科医学会厚生労働省委託事業：歯科治療時の局所的・全身的偶発症に関する標準的な予防策と緊急対応のための指針．厚生労働省，2014．（https://www.mhlw.go.jp/seisakunitsuite/bunya/kenkou_iryou/iryou/shika_hoken_jouhou/dl/03-01.pdf）
2）吉田憲司ほか：歯科用レーザーを安全に使用するための指針．日レ歯誌，23(3)：147-150，2012．
3）特定非営利活動法人 日本レーザー医学会 編：歯石除去を対象としたレーザー治療の安全ガイドライン．日レ医誌，第32巻 別冊，2011．
4）北川原 香ほか：歯科治療による皮下気腫の臨床的検討．口科誌，52(2)：44-50，2003．

1 | 一般治療

Q 09 | 歯の切削に関する紛争

う歯の治療として歯を削ったところ，治療後に「歯を無断で削られた」と患者から激しく責められてしまいました．私としては了解のうえで削ったつもりですし，削ったと言っても，う蝕部分をわずかに削っただけなのですが……．このような場合でも慰謝料等が発生してしまうのでしょうか．

　あまり裁判にまではなりませんが「無断で削られた」というクレーム・紛争は少なくありません．不満に思って来院を止めてしまう，ネット上に歯科医院について低い評価を付ける程度の行動を取る患者であれば，さらに多いのかもしれません．

　以下に，ご質問のような事案について判断された判決をご紹介します．この事案は，第一審である地方裁判所は"説明なく歯を削った"として患者の訴えを一部認め，第二審である高等裁判所は患者の訴えを退けており，審級ごとに判断が分かれています．

東京高裁平成31年1月16日判決（判タ1461号105頁）

　患者は当時35歳の女性で，平成25年8月30日に奥歯の腫れや痛みを主訴に歯科医院を受診し，同年9月3日と9日に通院しました．9日に左下6番の表面に変色を認めたため，歯科医師は歯の溝に沿って，タービンでエナメル質を深さ0.5mmほど，幅1mm弱，長さ7～8mm削り，コンポジットレジンを充填しました．その翌日，患者は知人である男性と共に歯科医院を訪れ，事前に説明なく治療が行われたことについて，歯科医師を責めました．

　これに対して，歯科医師は「コミュニケーションがちょっとうまくできなかったのかもしれませんけど，まーちょっと小さいの治しますからと言う感じで，ちょっとまー，治療に入っちゃったんですね」「私も，

Ⅱ. こんなときはどうすれば⁈ 歯科治療のトラブル対応Ｑ＆Ａ　　*111*

表　東京地裁平成30年7月13日判決・東京高裁平成31年1月16日判決の各争点に対する判断

争点1　説明の有無
（東京地裁）
・歯科医師は，必要な事前の説明をしなかった ・患者らに威圧されて真意でない発言をしたとは認められない
（東京高裁）
・"う蝕が疑われるので少し削ってレジンで充塡する"と説明し，患者は質問，異論，反論を述べず，治療の中止を求める言葉も動作もなかったから，説明と同意があった ・歯科医師は，面談の最初の段階では説明をしていると述べた．患者らが強い抗議と追及を中止しなかったため，とりあえずその場をおさめるために，説明しなかったと認めた
争点2　損害
（東京地裁）無断切削についての慰謝料30万円，将来のレジン交換費用9,262円
（東京高裁）そもそも過失がないので判断せず

同意に関しては軽率……だったことは否めない事実なので，その辺に関しては，本当にお詫び申し上げるしかないと思います」などと述べました．その後，患者は無断で歯を削られたとして，140万円余り[※1]の支払いを求めました．

　そして東京地裁は，歯科医師が本人尋問において，患者に対する説明が小声で伝わらなかった可能性があるとも述べていることや，患者に謝罪していることなどから，治療についての説明がなかったと認定し，歯科医師に対して30万9,262円の支払いを命じる判決をしました．

　他方，東京高裁は「本件治療は，初期の虫歯におけるリスクの非常に小さい治療であるから，治療手技の実行中の流れの中における医師による簡素な説明に対して，患者側に格別の質問や中止を求める言動がなかったことをもって，説明と同意があったものと評価するのが，無理のないところである」と判断して，歯科医師の説明義務違反は認定できない

[※1]……患者は，無断切削とレジン充塡によって顎関節症を発症したとの主張もしていました．請求額の140万円については，顎関節症の発症についての慰謝料も含まれています．なお，この主張については，東京地裁，東京高裁ともに退けています．

として患者の請求を棄却しました.

なお,歯科医師が患者に謝罪したことについては「真相を説明しても
その場がおさまらない雰囲気のもとにおいては,反省の弁を述べて深刻
な紛争の発生を防止し,早期に円満に解決するということも,抗議に対
する応急的な対処としてはありがちなことも考慮すべきである」等とし
ています.

歯を削る際の同意の取り方

軽微な処置についてまで同意書をとることはしないでしょうし,流れ
の中で説明しながら治療を続けていくこともあり得る対応ですから,読
者の先生方においては,東京高裁のような判断が適切と考えるのではな
いでしょうか.しかしながら,実際に今回の東京地裁のような判断がな
されてしまうリスクはつきまといます.

私自身,歯の無断切削を理由に訴えられた事案を担当し,約10万円
の支払を命じる判決を受けてしまった経験があります.このときも控訴
して第二審で逆転して,患者の請求は退けられましたが,第一審の不当
な判決に憤りつつも,冷や汗をかいたことを覚えています.

歯の切削程度であれば歯科医師の意識としても"ちょっと削る"とい
う軽いものであるように見受けられる一方で,患者の意識としては"一
度削ったが最後,二度と天然の歯は回復しない"という重大な決断のよ
うに捉える場合もあるように思われます.このようなギャップが生じる
と,(実際には無断でなくとも)「無断で削られた」というクレームに発
展したり,精神的なストレスになってしまう場合があるのだと考えられ
ます.

特に今まで歯を削られたことのない患者については,処置の流れの中
で説明するのではなく,ミラーを持たせて歯の状態を示し,チェアを起
こして処置内容を説明してから対応する,といった配慮を行うと,患者
からのクレームを減少させたり,患者満足度を上げたりすることができ
るのではないでしょうか.

録音もありえる

　もう1つ，この事案で特徴的だったのは，患者と歯科医師とのやり取りが録音され，それが裁判所に提出されていることです．おそらく，患者が歯科医師にクレームを言う段階で録音を行っていたものと思われます．このように録音が行われるケースは珍しくありません．先生方においては，会話が録音されている前提で，どこに送付や公開をされても問題のない発言内容・話し方を心がけていただければと思います．

1 一般治療

Q 10 歯科治療が原因で顎関節症になったとの訴え

知人の歯科医師が患者からクレームを受けて困っていると聞きました．義歯の調整や不適合補綴装置の交換をしていたところ，突如「合わない義歯を入れられたり，不必要な咬合調整をされたせいで顎関節症になった」と言われてしまったそうです．もともと咬合違和感を訴えることの多い患者だったようですが，訴訟となるようなトラブルはよくあるのでしょうか．また，未然に防ぐために何ができるでしょうか．

歯科治療が原因で顎関節症になったという主張は珍しくない

ご質問のような"歯科治療が原因で顎関節症になった"と主張される法的トラブルは珍しくありません．たとえば，レジン充填，咬合調整，ブリッジの装着，クラウンの装着等といった治療が原因で顎関節症が生じた，と患者から訴えられた裁判例があります（**表**）．

また，顎関節症があったにもかかわらず，これに対して治療をしなかった（または治療が適切でなかった）ために顎関節症が悪化した，との訴えもあります（**表**）．

治療行為と顎関節症との因果関係

特徴的なのは，紹介した表の裁判例のほとんどで歯科医師の責任が否定されている点です[1]．東京地裁平成30年 7 月13日判決（判タ1461号109頁）では，レジン充填のための削合についての説明義務違反は認められ

---

[1]……ただし，歯科医師に責任がありそうな事案については"判決になる前に示談・和解しているだけ"という見方もできるかもしれません．

[2]……控訴審である東京高裁平成31年 1 月16日判決（判タ1461号105頁）では，この点の責任も否定されています（**表**）．

Ⅱ. こんなときはどうすれば?! 歯科治療のトラブル対応Q&A 115

表 顎関節症に関する裁判例

判決年月日	裁判所	患者の主張	判決
平成23年11月24日	東京地裁	歯の高さの調節が不適切だったために顎関節症が悪化した	請求棄却
平成24年3月15日	東京地裁	低くて小さいクラウンを装着されたために咬み合わせが悪化して顎関節症が発症	請求棄却
平成24年9月20日	東京地裁	顎関節症に対する治療を怠ったため悪化した	請求棄却
平成25年4月18日 (D1-Law)	東京地裁	ブリッジの装着により歯の全体としてのバランスが崩れ顎関節症が発症	請求棄却
平成25年7月18日 (D1-Law)	東京地裁	顎関節症に対する治療を怠ったため悪化した	請求棄却
平成25年8月30日 (D1-Law)	東京地裁	う蝕の治療，義歯の装着で顎関節症が発症	請求棄却
平成26年10月23日 (D1-Law)	東京地裁	5度にわたる咬合調整で顎関節症が発症	請求棄却
平成30年7月13日 (判タ1461号109頁)	東京地裁	レジン充填のための左下6番の歯の削合で顎関節症が発症	一部容認（レジン充填のための削合についての説明義務違反）
平成31年1月16日 (判タ1461号105頁)	東京高裁	同上（平成30年判決の控訴審）	請求棄却
令和元年5月17日 (D1-Law)	東京地裁	マルチブラケットを外したことで顎関節症が発症	請求棄却
令和4年9月16日 (D1-Law)	東京地裁	適合しないスプリントにより顎関節症が悪化した	請求棄却

ていますが[※2]，レジン充填と顎関節症発症との因果関係は否定されています．

　これは，顎関節症の病因は多因子であり，咬合が顎関節症の病因として果たす役割は小さい，と考えられていることが影響しているものと思われます．この判決でも「顎関節症は，関節や筋に負担のかかる様々な寄与因子が重なって発症する疾病であるところ，原告には，その原因となり得る叢生，歯列接触癖や母親の介護に伴うストレス等があり，これ

らが顎関節症の発症に寄与したものと推認される．そうすると，本件治療が原告の顎関節症の発症のきっかけとなった可能性まで否定し去ることはできないとしても，本件治療と原告の顎関節症の発症との間の相当因果関係を認めることはできないというべきである」との認定がなされています．

東京地裁平成25年8月30日判決（D1-Law）の事案では，患者側から「咬合調整に先立って顎関節症を発症する危険性を説明する義務があった」という主張がなされていますが，「顎関節症の発症機序が，いまだ十分解明されるには至っていない」「被告に削合により顎関節症を発症する危険性を説明する義務があったというのも困難である」等と判示されています．

トラブルを未然に防ぐために

このように，治療が顎関節症の要因となったかどうかわからないとしても，患者から"歯科治療が原因で顎関節症になった"との訴えを受ける可能性は避けられません．その場合，先生がどのような治療を行ったのか説明できることが望ましいのは言うまでもありません．

しかし，治療経過が長く，患者の主訴を根拠に咬合調整や補綴装置の調整を行っているような事例では，1つひとつの処置が適切であったと説明するのに難渋する場合があると感じています．経過が長い症例や，多数歯を処置するようなケースだけでも結構ですので，どのような根拠に基づいて，どのような手順を踏んで咬合調整や義歯の調整などの処置を決めたのか，カルテに記載しておくことは有用と思われます．また，検査後の咬合紙の写真撮影等をして，客観的な資料を残すのも推奨できます．

また，"補綴装置の形態をどのように決めたか"を振り返って，資料を基に説明するのは簡単ではありません．ですから，咬合器に装着された模型の写真や，装着されたプロビジョナルの口腔内写真など，客観的な資料をできるだけ残すことも有用と思われます．

Ⅱ. こんなときはどうすれば?! 歯科治療のトラブル対応Q＆A　　117

　不安傾向が強い患者や，確定診断にMRIによる検査等の必要性が疑われる患者については，他科や専門医，高次医療機関と連携のうえで，決して1人で抱え込まずに治療にあたっていただければと思います．

　なお，保険上の診療報酬を算定するために，便宜的に顎関節症との"保険病名"が付けられている場合があります．このような保険病名を付けていると，トラブルとなった際に「顎関節症と診断していたのであるから，それを前提とした治療をすべきだった」等の患者側からの主張を招き，歯科医師側に不利になるケースがあります．

　便宜的に顎関節症と診断名を付けるのは，保険のルール上，不適切ということだけでなく，患者との法的トラブルを複雑化させるリスクもはらんでいますので，ご留意ください．

1 一般治療

Q11 金属アレルギーに関する紛争

> 私が勤務している歯科医院には，たまに金属アレルギーを気にされる患者さんがいらっしゃいます．そのような時は，パッチテストを受けてきてもらい，補綴装置の材質を説明し検討してもらっているのですが，注意すべきことは何でしょうか．また，金属アレルギーが原因となった法的トラブルはあるのでしょうか．

　金属アレルギーに関連した法的トラブルは，比較的多くはありませんが存在します．公刊されている裁判例を見ると，金属アレルギーに関するトラブルには"化学物質過敏症"が絡む場合があることが特徴的と言えます（**表**）．こうしたトラブルでは，患者から「パッチテストに関する説明や方法が誤っていた」「パッチテストをしなかったことが不適切であった」「パッチテストをしたことが不適切であった」などの主張がなされています．

東京地裁平成29年2月16日判決（D1-Law）

　抜歯後の補綴治療として，インプラント治療を含む複数の選択肢を示したところ，患者はインプラント治療に使われる金属でアレルギーが生じないか心配し，皮膚科医院で25種類の金属アレルギーのパッチテストを受けました．その後，複数の金属で陽性反応が出た，という結果を歯科医院に持参しました（チタンは陰性で，バナジウムについては検査されていませんでした）．

　そこで歯科医師は，「インプラント体は純チタン製であり，上部構造はセラミック製である」と説明しましたが，"アバットメント等がチタン合金である"旨までは説明しませんでした．上記の説明を受けた患者は，インプラント治療を受けることに同意しましたが，術後，オトガイ神経領域に軽微な知覚麻痺が生じました．

Ⅱ．こんなときはどうすれば?!　歯科治療のトラブル対応Q＆A　　*119*

表　金属アレルギーに関連した裁判例

裁判所・判決日	事案の概要
東京地裁 平成13年6月21日 (判タ1088号217頁)	金属アレルギー体質である旨を告げたにもかかわらず，パッチテストをせずに金属を使った義歯を装着した等として損害賠償請求がなされたが，証拠からは患者が歯科医師に対して金属アレルギーである旨の申告をしたとは認められない等として，歯科医師の責任が否定された．
東京地裁 平成23年4月28日 (判時2137号59頁)	化学物質過敏症であるが，金属でかぶれたことはないと説明する患者に対して，化学物質および金属についてパッチテストを行ったことが違法である等として損害賠償請求がなされたが，パッチテストを行ったことは合理的であるとして歯科医師の責任が否定された．
東京地裁 平成25年8月22日 (D1-Law)	化学物質過敏症であるとの紹介状を持参し，その旨を説明したのだから，パッチテストを実施したうえで充填物を選択すべきであった等として損害賠償請求がなされたが，化学物質過敏症に対するパッチテストの有用性は確認されておらず，充填されたEBAセメントに対する過敏症状も認められない等として歯科医師の責任が否定された．
東京地裁 平成26年2月26日 (D1-Law)	歯科医院で行われたパッチテストに関する説明文書やテストの方法が間違っていた等として損害賠償請求がなされたが，説明内容が誤りとは言えず，テストの方法にも違法な点はない等として歯科医師の責任が否定された．
東京地裁 平成29年2月16日 (D1-Law)	インプラントに用いられる金属がチタン合金であることを説明しなかった義務違反が認められ，インプラント治療による神経損傷に対する慰謝料等として50万円の支払い義務が認められた．
東京地裁 令和3年4月30日 (D1-Law)	初診時に，患者が歯科医師に，自身が金属アレルギーであると伝えていたにもかかわらず，陶材焼付鋳造冠が装着され，これによってアレルギーを発症したとして損害賠償請求がなされた事案．金属アレルギーのリスクや他の治療方法についての説明義務違反が認められたものの，冠の装着と患者のアレルギー発症との因果関係は否定された．自己決定権侵害による精神的苦痛に対する慰謝料として10万円の支払い義務が認められた．

　この患者は，治療から約1年後にバナジウムに対する金属アレルギーのパッチテストを受け，陽性と診断されました．そして，歯科医師に対し「使用される金属について説明する義務に違反した」として損害賠償請求を行いました．

　この事案について裁判所は，「口腔インプラント治療指針2024」[※1]に

おいて，金属アレルギーを疑った場合は，インプラント体の埋入手術前にパッチテスト等により金属アレルギーの有無や原因金属を同定する必要があるとされていることや，「接触皮膚炎診療ガイドライン2020」[※2]の「アレルゲン金属と使用可能な歯科金属との対応表」において，バナジウムがアレルゲン金属の場合，チタン合金はほとんどの製品でバナジウムを含有するので使用困難とされていること等を指摘し，"インプラント治療にバナジウムが含まれるチタン合金を使用することを説明しなかった説明義務違反がある"と認定しました．

そして"仮にその旨の説明が行われていれば，患者はバナジウムのアレルギー検査を受けた結果，アレルギーが確認され，インプラント治療を受けなかったであろう"と認定し，"したがって，インプラント治療を契機に生じた（軽微な）知覚麻痺にもならなかったであろう"と結論づけ，歯科医師に慰謝料50万円などの支払いを命じました．

注意すべき点

これらのような裁判例がありますから，まず，歯科医師としては，患者から金属アレルギーがある，または金属アレルギーが心配との訴えを聞いた場合には，使用する金属の成分をすべて伝え，当該金属についてパッチテストを実施するか，パッチテストを受けてくるように指示し，そのことをカルテに記載すべきと思われます．

パッチテストについての説明や，パッチテストの解釈については，「接触皮膚炎診療ガイドライン2020」[※2]の該当部分（特に535・536頁）をご確認ください．同ガイドラインは歯科医師向けのものではありませんが，参考になるところも少なくないですし，金属アレルギーに関する

※1……日本口腔インプラント学会：口腔インプラント治療指針2024．（https://www.shika-implant.org/publication/guide/）
※2……日本皮膚科学会接触皮膚炎診療ガイドライン改定委員会：接触皮膚炎診療ガイドライン2020．日皮会誌：130(4)：523-567，2020．（https://www.dermatol.or.jp/uploads/uploads/files/guideline/130_523contact_dermatitis2020.pdf）
※3……特に，金属アレルギーに関する部分（544頁以降，559頁以降および567頁）だけご覧になっても参考になると思われます．

法的トラブルが生じた場合には（歯科の事例でも）必ず参考にされる文献ですから，歯科医師の先生方もご一読されると有益だと考えます[※3]．

　なお，同ガイドラインでは歯科金属の除去について，「患者がパッチテスト陽性を示した金属が歯科金属中に明らかに含有されている症例では，その歯科金属を除去すると有効な場合がある」という程度の記載をしており，推奨の強さは「C1（行うことを考慮してもよいが，十分な根拠がない）」，エビデンスレベルは「V（記述研究（症例報告や症例集積研究による））」としています（559頁）．

　そのため，不調を訴える患者に対して「このインレーの金属が原因だ．これを除去すれば体調は改善する」というような断定的な説明は控えるのが安全と言えそうです．

1 一般治療

Q 12 ホワイトニングの注意点

当院では，ホワイトニングについて，ホームホワイトニング（当院でマウスピースを作製して，患者が自宅で行う方法），オフィスホワイトニング（院内で処置を行う方法），デュアルホワイトニング（両者を組み合わせた方法）の3つのコースを用意しています．最も高い治療だと8万円近くするのですが，弁護士の方からみて，何か注意すべき点はありますか．

　最近では，多くの歯科医院でホワイトニングが行われていますが，運用などを歯科衛生士に任せて，院長である歯科医師があまり興味をもっていない例も少なくないように見受けられます．

　そこで，以下の注意点を踏まえて，コース設定や術前の説明，書類の交付などを行っていただければと思います．

特定商取引法との関係について

　平成29年12月以降，美容医療（ホワイトニングを含む）でも一定の要件を満たすものについては，特定商取引法の規制の対象となり，クーリングオフも適用されることとなりました．対象となる美容医療は，治療費が5万円を超えるものであって，かつ役務（サービス）を提供する期間が1カ月を超えるものです（同法第41条第1項第1号，同法施行令第11条）．

　たとえば，「デュアルホワイトニング」として，オフィスホワイトニングとホームホワイトニングを組み合わせた形で1つのコースになっていると，このコースの金額が5万円を超えていて，診療・処置の開始から終了までが1カ月を超える場合には，特定商取引法の対象となります．

　対象となった場合には，契約前に「概要書面」という，処置内容や金額等の概要を説明した書面を交付しなければならず（同法第42条第1

Ⅱ．こんなときはどうすれば?!　歯科治療のトラブル対応Q＆A　　*123*

表　特定商取引法についての注意点

・コース設定の際，税込みの金額が5万円を超え，役務（サービス）を提供する期間が1カ月を超えるか否か注意する．
・処置前に当該歯科医院でクリーニングを受けることが必須とされている場合，クリーニングとホワイトニングが「実質的に一体」と判断されてしまう可能性がある（クリーニングも含めて金額が5万円・役務（サービス）を提供する期間が1カ月を超えるかどうか判断される可能性がある）．
・契約書面を交付していた場合，クーリングオフをされたとしても，販売したマウスピースや漂白剤がすでに使用・消費されている場合には，これらの代金を返還する必要はない．
・契約書面を交付した日を含めて8日間が経過した後も，消費者（患者）は中途解約が可能．

※特定商取引法の対象となるか否か，交付する書面の内容や返金の運用について，専門家の助言の下に検討することが大切．消費者庁のQ&Aも参考にしていただきたい．
参考文献：消費者庁「特定継続的役務提供（美容医療分野）Q＆A」(https://www.caa.go.jp/policies/policy/consumer_transaction/amendment/2016/pdf/amendment_171128_0001.pdf)

項)，また，契約後には遅滞なく，「契約書面」という"契約内容等を記載した書面"を交付しなければなりません（同法第42条第2項).

　そして，「契約書面」を交付した日から（交付した日を含めて）8日間を過ぎるまでの間は，消費者（患者）は何の理由がなくとも，契約を解除して全額の返金を求めること（クーリングオフ）が可能となります．クーリングオフは，すでに処置が始められていたとしても，契約書面を交付してから8日間が過ぎるまでの間は行うことができます．

　また法文上は，契約書面を交付せずにいると，処置がすべて終了した後にクーリングオフによって全額の返金要求を行うことすら認められてしまうこととなります．

　法定の事項を記載した概要書面と契約書面を用意して交付し，受領の日付と署名をもらって，控えを保管しておく……という事務処理が必要となります．これを負担と考える場合には，金額が5万円，役務（サービス）を提供する期間が1カ月を超えないように工夫する必要があります．なお，5万円とは消費税を含めた金額ですので（自費診療は消費税の対象となります），消費税率上昇の際には，それまで対象ではなかっ

た治療が規制の対象となる可能性もあるため，注意が必要です．

歯科医師賠償責任保険との関係について

　大手の保険会社が用意している歯科医師賠償責任保険においては，通常，美容を唯一の目的とする治療は保険の対象外とされています．おそらく，先生方が加入していらっしゃる都道府県歯科医師会，学会や協同組合の団体加入の保険も，ホワイトニングは対象外とされているケースが大半と思われます．

　つまり，ホワイトニングの最中に何らかの合併症が生じようが，ホワイトニングに問題があった等として患者から損害賠償を請求されようが，賠償責任保険を使ったディフェンスはできない，ということになります

　また，大手の保険会社以外の保険では，美容医療を対象としている保険がないわけではありませんが，免責金額が設定されていたり，支払限度額の割に保険料が高いなど，難点もあるようです．

トラブルを回避するために

　特定商取引法に該当するのであれば，法律にしたがった対応は必須です．守らなければクーリングオフによって予期せぬ経済的な損失を招きます．消費者問題として取り上げられる可能性すらあります．概要書面と契約書面の内容についてもチェックは必要です．ホワイトニングを積極的に行うのであれば，事前に弁護士等の専門家の意見を求めるのが安全と思われます．

　公刊されている裁判例の中にはホワイトニングに関する事例が見当たらないため，ホワイトニングのトラブルが裁判にまで発展することは少ないのかもしれません．しかし，消費生活センターには，「ホワイトニングをした部分がまだらに白くなった」「ホワイトニングをしたが，歯がしみるし，白くもならなかった」「ホワイトニング直後は歯全体が白くなったが，翌日には元の色に戻ってしまった」などの苦情が寄せられているようです．

金額，リスク，結果の見通しなど，術前の説明をしっかり行い（特定商取引法の対象になるか否かにかかわらず），書面の形にしておくことが望ましいのです．

1 一般治療

Q 13 口腔がんの診断について

当院でう蝕の治療とクリーニングを行っていた患者から電話があり，「大学病院で口腔がんが発見された」と知らされました．このような場合，同人を長年診ていた私は何らかの法的責任を問われてしまうのでしょうか．

　一般診療を行っている開業歯科医師が口腔がんに遭遇するケースは，一生のうちに数えるほどしかないと聞きます．しかし，そのためにがんの可能性に思いが至らず見落としてしまった場合には，少なくとも強い不信感を抱かれることとなります．少し古い裁判例ですが，開業歯科医師がエナメル上皮腫を発見できなかったことについて過失（医療過誤）が認められてしまった判決がありますので，ご紹介します．

大阪地裁平成9年3月7日判決（判タ968号217頁）

　中学1年生の患者が，右下5番から奥にかけての部位が腫脹し圧痛を感じる，との主訴で来院．デンタルエックス線写真を撮影したところ，右下5番奥の歯根の遠心部に，特に黒い陰が写っていました（右下6番は欠損）．歯科医師は，埋伏した右下7番の影響による歯根炎ではないかと考え，消毒や切開をしましたが，出血のみで排膿はありませんでした．歯科医師は"炎症部位がもっと深部にあるために排膿しないのではないか"と考え，患者に対し症状について説明することなく「痛みや腫れがあればすぐに来院しなさい」と告げました．

　それから7カ月後，腫脹と圧痛が著しくなったとして，再び来院しました．再度デンタルエックス線写真を撮影したところ，右下5番の歯根部分に，7カ月前よりも大きな黒い陰が写っていることを認め，その部分に膿瘍が存在すると考えました．

そこで歯科医師は抗生物質を投与したり，切開して排膿させようとしましたが，排膿せず，症状は改善しません．そのため患者に「悪化するようならば，大きな病院で診てもらいなさい」と告げました．

その後も同院へ通院を続けましたが，症状は改善しないため，患者の父親が大学病院を受診させたところ，エナメル上皮腫と診断されました．

裁判所は，この事案について，2回撮影されたデンタルエックス線写真の画像を比較して，「歯原性腫瘍等を疑うことが可能であったのに，これを膿瘍と診断して，その治療及び検査をしたのみであった」と断じ，そのうえで「切開しても排膿しなかった時点で，他の疾病の可能性を疑うべきであった」と認定しました．この歯科医師は，患者自身ないしその両親に対し，症状を説明したり，必要があれば転医すべきことを明確に指示すべきであったのにこれを怠った，ということで過失（医療過誤）があるとしたのです．中学1年生の患者に「悪化するようならば，大きな病院で診てもらいなさい」というだけでは足りなかった，ということです．

*

この平成9年の判決は，「医療集中部」という医療訴訟を集中的に審理する部署ができる以前の，医療事件も一般的な事件と一緒に「通常部」で審理されていた時代のものです．現在では，より具体的に腫瘍・がんを疑うべき事情があるか否かが審理・検討されている印象です．

東京地裁平成24年12月26日判決（裁判所HP）

たとえば次の事案では，具体的にがんを疑うことのできる事情がなかったとして，歯科医師の責任は認められませんでした．

大学病院の小児歯科において，口腔内に膨隆や排膿を伴わない潰瘍があり，根尖性歯周炎の治療が奏功しなかったにもかかわらず，がんを疑う血液検査等を実施しなかったために悪性リンパ腫を発見できず，死亡に至ったとして，合計1億1,000万円余りが請求されました．しかし裁判所は，肉眼的所見や画像所見が腫瘍性疾患（悪性腫瘍）を疑う決め手

表 歯科医師側の責任の有無について裁判所が判断したポイント（判例より一部抜粋）

大阪地裁　平成9年3月7日判決	東京地裁　平成24年12月26日判決
・初診時の画像や切開しても排膿しなかったこと等から，歯原性腫瘍や嚢胞，悪性腫瘍などの疾病の可能性を考慮し，患者に次回の診療予定を明確に伝えるべきだった． ・約7カ月後の診療時，初診と比べて陰の部分が大きくなっており，再度切開しても排膿がなかったことをふまえ，歯原性膿瘍および嚢胞を疑うべきであったにもかかわらず，患者に病状を説明したり，転移すべき旨を明確に伝えなかった． ・上記の理由から，遅くともこの時点では，診断義務ないし転医指示義務に違反したというべきである． ・ただし，適切にエナメル上皮腫が発見できたとしても，患者が実際に受けた膿瘍摘出術を回避することはできず，その後の経過についても同様のため，本件を回避することは困難であった．そのため上記義務違反と患者側の求める損害との相当因果関係は認められない．	・初診時の所見では炎症性疾患か腫瘍性疾患（悪性腫瘍）なのか判断できない（前医が抗菌薬を処方しても症状が改善しなかったが，慢性炎症の場合，1週間ほど薬を服用しても膨隆が消えないこともあるため）． ・悪性腫瘍の場合，抗がん剤を投与しない限り腫瘍が縮小することはないが，患者の腫瘍は縮小傾向を示し，発赤も消退傾向をみせていた． ・診療時には，全身症状や消化器症状は出現していなかった． ・上記の理由から，左上E歯のう蝕を長期間放置したことに起因する慢性化膿性根尖性歯周炎，歯肉腫瘍である可能性が高いとの診断を変更しなかったこと，また，腫瘍性疾患を鑑別するための血液検査を実施しなかったことを注意義務違反と断定するのは困難．

にならないことを前提として，全身症状や消化器症状がないこと等から，炎症性疾患と腫瘍性疾患とを鑑別する必要があったとまでは言えない，と判断したのです．

　ところで，この事案では紛争の当事者となっていませんが，当然，この大学病院に患者を紹介した開業歯科医師がいます．

　この歯科医院に来院したときの患者の主訴は，歯牙の疼痛と左上E歯の頬側歯肉の膨隆でした．同院の歯科医師は根尖性歯周炎と診断し，その根管を開放する処置を実施するとともに，抗生物質および消炎鎮痛薬を処方しました．しかし，1週間後の3回目の受診に至っても，症状に変化がないことから，大学病院に紹介しました．

　結果としては，発見困難な症例であったため，大学病院でも悪性リンパ腫を発見することはできず，患者死亡という結末を迎えました．しか

しながら，この開業歯科医師としては，患者のために"最善の行動を尽くした"ものといえます．

*

　歯科医師は普段から口腔がんの診査・診断を主にしているわけではないため，がんを疑うことは難しいかもしれませんが，肉眼的に，画像上（虫食い状に吸収があるなど），または経過が異常であるような場合には，念のため早い段階で大学病院等の高次医療機関を紹介することが適切と思われます．紹介する際は紹介状を交付し，その控えをとっておいてください．患者が未成年や高齢の場合には，家族にも高次医療機関を紹介した旨を伝えてください．

1 | 一般治療

Q 14 | ラバーダムに関する裁判例

自由診療として根管治療を行う際には，ラバーダムとマイクロスコープを使用していますが，保険診療では使用していません．先日，知り合いの歯科医師から，ラバーダムを使用しなかったことについて患者から苦情を述べられた，という話を聞いたのですが，保険の根管治療でもラバーダムを使用したほうがよいのでしょうか．

　根管治療を受けた後にう蝕が生じるなどした場合に，患者から治療が不十分であったなどとして，責任追及される場面があります．その際，ラバーダムを使用しなかったことを指摘されることは，それほど珍しくありません．私が知る限り，ラバーダムを使用しなかったこと自体が過失（医療過誤）であるとした裁判例は，現時点ではありませんが（**表**）[1]，たびたびこのような主張がなされるので，歯科界として注視することが必要と感じています．

東京地裁平成29年1月26日判決（D1-Law）

　本件は，歯科医院で根管治療およびクラウンの装着等の治療を受けた患者が，その後，歯茎に膿が生じ歯根が破折したのは，根管治療が不十分であり，または治療の際に根管を傷つけ，不衛生な環境下で治療を行った等のせいであると主張した事案です．その中で患者は，根管治療を行う際は個室やクリーンルーム等で，ラバーダムを使って行う必要があると主張しました．

　この点について裁判所は「歯科医院において個室やクリーンルームの中で治療を行うことや根管治療に際してラバーダムを使用することが一

[1] ……本文中で紹介した裁判例以外に東京地裁平成24年9月20日判決があります（同日の2つの別の判決があります）が，ラバーダムを使用すべきとの義務はいずれも否定されています．

Ⅱ. こんなときはどうすれば?! 歯科治療のトラブル対応Q&A   *131*

表 ラバーダムに関する裁判例

裁判所	判決日	ラバーダムの使用について
東京地裁	平成29年1月26日 (D1-Law)	歯科医院において個室やクリーンルームの中で治療を行うことや根管治療に際してラバーダムを使用することが一般的な歯科の医療水準であったことを認めるに足りる証拠はない.
東京地裁	平成24年9月20日	根管治療中に唾液が根管内に入ることにより細菌が侵入するような場合でなければ,ラバーダムの使用は必須ではない.
東京地裁	平成24年9月20日	仮封材を除去して歯髄検査などを行っているが,これらの検査がその根管内に細菌を侵入させる危険性があったと認めるに足りる証拠はないから,同検査を行うに際してラバーダムをすべきであったとはいえないし,A院長において行った歯髄検査によって,根管内に細菌が侵入したことを認めるに足りる証拠もない.
東京地裁	令和元年5月17日 (D1-Law)	抜髄の際にラバーダムをせず,感染源を除去しないまま処置を行ったとの患者の主張について,患者の主張する注意義務があることを裏付ける証拠も,これに違反したとの事実を裏付ける証拠もない.
		患児死亡案件
さいたま地裁	平成22年12月16日 (裁判所HP)	ラバーダムにより患者の顔の一部,特に口唇が隠れ,さらにバイトブロックにより患者の下顎の開閉運動が制限され疼痛時の反応や睡眠中の不随意運動が判明しにくくなるのであるから……,通常よりも注意深く……バイタルサインを把握しておく必要があった.

般的な歯科の医療水準であったことを認めるに足りる証拠はなく」と述べ,さらに,ラバーダムに関しては,原告提出の証拠にも「日本ではあまり使用されていない」「学会アンケート調査でも日本の専門医でさえほとんど行われていることはない」等と記載されていることを指摘して,原告の主張を退けました.

裁判所が言及している「原告提出の証拠」が具体的に何であるかはわかりませんが,たしかに,特に保険診療において"ラバーダムを毎回使用するのが普通"という状況には至っていないように思われます.古い

文献で恐縮ですが, 2003年の「根管治療におけるラバーダム使用の現状」という論文[※2]では, アメリカの歯内療法専門医のラバーダム使用率が92％以上であったことを紹介しつつ, 同論文の研究では学会会員でも「時々使用する」を含めて52％であったことが報告されています.

　現在のラバーダムの使用状況は明確にはわかりませんが, 診療報酬改定によってラバーダム防湿による加算が廃止され, 基本診療料において評価するものとされたこともあり, 少なくとも保険診療においてラバーダムを使用することが各歯科医師の負担感なく行える状況にはなっていないのではないか, と想像しています.

コストと医療水準

　仮に裁判所が「根管治療を行うに際しては原則としてラバーダムを行うことが医療水準」と認定してしまった場合, 医療機関はラバーダムという処置を行わなければ医療過誤と認定されるリスクが生じるため, 自己防衛の必要が生じます. しかし, 時間的・費用的コストを踏まえて, それが現実的なのかどうかについては, ラバーダム使用が有益かという議論とは別段の議論が必要と考えます.

　たとえば, 自由診療と保険診療に分けてラバーダムの使用状況等についてアンケートをとることや[※3], ラバーダム使用によってどのようなコストが発生するのか等について検討することも有益かもしれません (これらの結果を公表した場合, 良くも悪くも裁判の帰趨に影響を与える可能性があります).

　いずれにしても, 法的紛争の場面で議論されることの少なくない問題ですので, ご留意いただきたいと考えます.

※2……吉川剛正, 佐々木るみ子, 吉岡隆知, 須田英明：根管治療におけるラバーダム使用の現状. 日歯内療誌, 24(3)：83-86, 2003.
※3……学会内でのアンケートは歯科医院全体よりも優秀な結果になると考えられるため, 歯科医院全体について議論する際にはその点を割り引いて考える必要があるとは思われます.

さいたま地裁平成22年12月16日判決（裁判所HP）

　一方で，ラバーダム使用中に患児が局所麻酔剤によるアナフィラキシーショックを生じたものの，歯科医師が気づくのが遅れ，患児が死亡するに至った（適時に気づけていれば命が助かった相当程度の可能性がある）とされた事例があります.

　この事例では，裁判所は「ラバーダムにより患者の顔の一部，特に口唇が隠れ，さらにバイトブロックにより患者の下顎の開閉運動が制限され疼痛時の反応や睡眠中の不随運動が判明しにくくなる」と指摘しています. そのうえで，歯科医師は，通常よりも注意深く患児のバイタルサインを観察する等の必要があったとして，それまで泣いていた患児が泣き止んだ際に，患児の鼻や口に手をかざして呼吸の有無を確認することも，脈を取ることもせず，入眠したと考えて治療を継続した歯科医師には過失があったと結論づけています.

　併せてご承知おきいただければと思います.

1 一般治療

Q 15 口腔衛生管理の自己責任とは

継続的に治療に訪れていた患者から「３カ月に１回は歯医者に通っているのに，むし歯になったのはなぜか」と聞かれてしまいました．特に患者とのコミュニケーション不足や口腔内所見を見落としていたわけではないのですが，このようなことで訴えられてしまうこともあるのでしょうか．

　う蝕が生じたことに基づいて歯科医師の責任が問われた事例の判決としては，東京地裁平成15年７月10日判決が目を引きます．矯正治療に伴い，舌側に固定式の保定装置を装着した患者に対して，ブラッシングを丹念に行う指導を怠ったためにう蝕が生じたとして，慰謝料50万円等を認めた判決です[1]．この裁判例の後に出された複数学会の共同提言[2]でも「口腔衛生管理の自己責任」という項目で触れられていますが，毎日の口腔衛生管理は，患者自身や家族等によって実践される必要があります．

　口腔衛生管理に自己責任が伴うことは，矯正歯科治療の場面に限定されるものではないと考えます．しかしながら，望ましくない症状が生じた際に，上記裁判例のように「歯科医師の指導が不十分だったのではないか」との主張がなされ，次に紹介する裁判例のように，歯科衛生士がう蝕等を早期に発見できなかった点を過失（医療過誤）と主張される場合もあります．

東京地裁平成29年2月16日判決[3]（D1-Law）

　この判決の事例では，歯科衛生士が左下第一大臼歯のう蝕，歯髄炎および根尖性歯周炎を見落とした過失が患者から主張されました．裁判所では，エックス線画像上に透過像は認められず，その後の経過に鑑みても，患者が主張する時点でう蝕があったと認めることはできない，と判

断されました.

また, 歯髄炎の見落としについては, 患者が"しみる症状や自発痛があったのだから歯髄炎を疑うべきであった"と主張したのに対し「診療記録に他の歯について象牙質過敏症状についての記載があるにもかかわらず, 患者が主張する部位については記載がないのであるから, 患者が当該部位について, しみる症状や自発痛を訴えたと認定することはできないから, 歯髄炎を疑うべきであったとは言えない」と認定されました.

根尖性歯周炎についても, 仕事でバイオリンを弾いているためか「左側の歯が痛む時がある」と訴えていたものであり, 当時の主訴の内容からすると, 痛みの原因としては食いしばりが関係していると考えることは不合理ではない点や, 診療記録からう蝕があったとは認められないことを前提として, 根尖性歯周炎を疑うべきであったとは言えない, と認定されました.

このように, 歯科医院側の主張が認められていますが, エックス線の記録が残っていた, 他の歯については記録が残っていた (が, 患者が主張する歯には記録がなかった) といった事情が歯科医院に有利に働いたものと考えられます. この裁判例は, 日々の診察における患者の主訴や客観的な状態を記録することの大切さを再認識させてくれます (**図**).

東京地裁平成29年4月21日判決 (D1-Law)

この判決の事案は, う蝕の治療が終了してから約7年が経過した後, 根尖性歯周炎となり抜歯に至ったことについて, 7年間継続的に歯科医院に通院していたにもかかわらず, 検査を怠ったために抜歯になったと患者から主張されたものです.

※1……「Q04 矯正治療の注意点:記録化の要点」(83頁) でも紹介しました.
※2……日本矯正歯科学会, 日本小児歯科学会, 日本口腔衛生学会の3学会の委員会でとりまとめ, 日本歯科医学会, 日本歯科医師会で承認されて発表された「矯正歯科治療における口腔衛生管理に関する提言 (報告)」(https://www.kokuhoken.or.jp/jsdh/publication/committee_report/file/report_2004-54-2-162.pdf)
※3……118頁でも金属アレルギーに関する裁判例としてご紹介しましたが, 金属アレルギーに関する過失は認定されて50万円の支払いが命じられています.

```
患者の主張
平成19年5月16日，11月15日，平成20年5月15日，11月12日に，担当の歯科衛
生士に対して，左下臼歯部のしみる症状が続いていることや時折自発痛がある
ことを伝えたのに，歯髄炎を疑ってくれなかった！
```

しかし

```
診療記録の記載
各歯ごとに，たとえば下のような患者の症状の有無が記載されていた．……
が，患者の主張するような記載はない．
・平成19年5月16日　右上第二大臼歯および左上第二大臼歯　症状（−）
・平成19年11月15日　左上第二小臼歯　Hys（＋）
・平成20年11月12日　左下第二大臼歯　症状（−）
```

したがって……

```
裁判所の判断
上記のような左下臼歯部についての患者の訴えがあったとは認められない．
```

図　患者の主訴を記録することの意義（東京地裁平成29年2月16日判決の例）．

　本裁判例では，視診・触診等で当該歯について腫脹，排膿などの異常が認められたことはなく，患者が不具合を訴えたこともなかった等の理由から，歯科医師には過失は認められない，と判断されました．

患者の自己責任というためには

　歯科医師や歯科衛生士の立場からすれば，疑わしい所見や主訴がなければ疾患を発見することは困難ですし，事後的に「腫れていたのに見逃した」「"しみる"と伝えたはず」と言われても困惑するほかありません．本書において繰り返し述べていますが，歯科医院側でできる防御策としては，"カルテを適切に書いておく"ということです．日常的に患者の客観的所見や主訴を記入しておけば"言った・言わない"の水掛け論になった際に「（ほかの部位についてはカルテに記載があるにもかかわらず，

Ⅱ. こんなときはどうすれば?! 歯科治療のトラブル対応Q&A *137*

患者の主張する部位だけは）カルテに記載がないということは，そのような所見・主訴はなかったのだろう」という推認が働きます（**図**）.

　患者自身のブラッシングの状況についても，カルテに記載を残したり，歯周疾患管理料に係る管理計画書の「プラークの付着状況」や「改善目標事項」などに記録が残っていれば，改善の指導を行っていたにもかかわらず，患者がまじめにブラッシングをしてくれなかった，と主張することができます.

＊

　歯科医院側が記録を適切に残さず，患者の口腔衛生管理もいい加減ということになると，患者の口腔内の歯科的な意味でも，法的責任という意味でも，トラブルが生じてしまいますので，ご留意ください.

2 高齢者対応

Q 16 誤飲・誤嚥をめぐるトラブル

開業して25年，当初からかかりつけの患者も齢を重ね，また新患も高齢の人が目立つようになりました．社会全体も高齢化している中で，歯科医療ではどのような事故やトラブルが増えているのでしょうか．

　現在，日本の総人口は1億2,435万人で，そのうち65歳以上の人口が3,622万人であり，総人口に占める割合（高齢化率）は29.1％となっています．そして，今後も高齢化率は上昇していくとされています．

　こうした状況を背景とした歯科医療をめぐるトラブルや紛争は多岐にわたりますが，なかでも多いのは誤飲・誤嚥事故だと言えます．

誤飲・誤嚥事故の増加

　私自身，誤飲・誤嚥をめぐる患者とのトラブル・紛争に弁護士として関わることがありますが，もはや歯科医療事件の1つの典型例と言えるほどの件数になったと感じています．

　実際，2011年1月から2016年9月までの間に公益財団法人 医療機能評価機構に医療事故情報として寄せられた歯科に関する事例155件のうち，30件が誤飲・誤嚥であり，その多さが目に付きます[1] [※1]．

　そして，患者の年齢に着目すると，30件のうち60歳代が4件，70歳代が9件，80歳代以上が9件であり，患者の年齢が高くなるにつれて事故の危険性が増す類型と言えそうです（図）[※2]．

　私が扱った誤飲・誤嚥事故でも，“口腔内に落下した器具を拾い上げる間もなく，全くむせることなく誤飲してしまった”という事例が複数ありました．このような事例は，今後さらに増加していくものと思われます．

Ⅱ．こんなときはどうすれば?! 歯科治療のトラブル対応Q＆A　　*139*

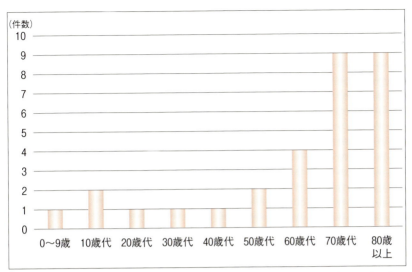

図　患者年齢別の誤飲・誤嚥が発生した事例件数（2011年1月～2016年9月までに報告された医療事故情報．文献[1]144頁より）．

誤飲の事故は，
① 口腔内に歯牙や器具等を落下させた場面
② 落下してから気道へ落下するまでの間の対応場面
③ 気道へ落下してしまった後の対応場面

の3つに分けることができます．弁護士の立場からは，その場面ごとに歯科医師や歯科衛生士等の処置・対応が適切であったか否か（医療過誤があるか否か）を検討することになります．

たとえば②の場面については，浦和地裁熊谷支部平成2年9月25日判決（判タ738号151頁）で「口腔内に異物を落下させた場合，まず気道閉塞が生じていないかどうかを速やかに確認しまだ気道閉塞が生じるまでに至っていないときは，水平位診療であれば，患者を横にしたまま顔を横に向かせ，口腔内の異物の位置を確認した上，鉗子等で取り去る」べ

※1……この報告書では，155件のうち，部位間違いが57件（うち誤抜歯が44件）とされており，さらに件数が多いですが，本項のテーマとはずれますので別の機会に触れたいと思います．
※2……文献[2]でも，高齢となるにしたがって誤飲が増えていることが指摘されています．

きであることが判示されておりますので，このような裁判例との比較を行います※3.

③の場面においては，気道への落下が疑われるか否か，気道への落下と考えられるとしても，エックス線写真撮影のために医科の医療機関を紹介したか否か等の検討を行うことになります.

歯科医師に必要な対応

先生方においても，①〜③の場面に分けて，どのように対応するのが適切であるか，歯科衛生士等も含めて院内で方針を確認しておくべきと思われます.

また，可撤性の義歯の場合には，誤飲を防ぐために義歯が良好な維持力を保つことができるよう，患者の家族の協力も得ながら，定期的な来院を促すことが必要になるものと思われます．そして，"食事の後に義歯が装着されているかチェックしてもらう""就寝前に義歯を取り外しているかチェックしてもらう"といった指導を家族に行うことも大切な注意であろうと思います.

なお，高齢者においては結果が重篤になってしまうことも考えられます．気道へ落下した異物を気管支鏡で取り出すことができず，全身麻酔

※3……この裁判例については「Q21　歯科関連死と歯科医師の救命処置」(157頁)を参照．この事案自体は4歳の患児についてのものです.
※4……文献3)では，気管支に落下した義歯の棘（おそらくクラスプ）が気管支壁に食い込んでおり，義歯の表面が平滑なために気管支鏡では把持困難と判断して，全身麻酔下で開胸手術を行った例が紹介されています．気道異物の95％は気管支鏡下で鉗子を用いて摘出可能だが，困難な症例もあります.

<参考文献>
1) 公益社団法人 日本医療機能評価機構医療事故防止事業部：医療事故情報収集等事業 第47回報告書（2016年7月〜9月）. 140-152. http://www.med-safe.jp/pdf/report_47.pdf
2) 下山和弘，清水一夫，大渡凡人，松尾美穂：日常生活で起こる可撤性義歯の誤飲. 老年歯学, 27(2)：121-128, 2012.
3) 楠本英則，竹内幸康：症例 開胸下に摘出した気管支異物の1例. 日本臨床外科学会雑誌, 72(10)：42-45, 2011.
4) 日本歯科医学会厚生労働省委託事業：歯科治療時の局所的・全身的偶発症に関する標準的な予防策と緊急対応のための指針. 厚生労働省, 2014.（https://www.mhlw.go.jp/seisakunitsuite/bunya/kenkou_iryou/iryou/shika_hoken_jouhou/dl/03-01.pdf）

下での開胸手術となるケースもあり[※4]，手術をきっかけに患者の全身状態（たとえば要介護度）が悪化する危険性もあります．

　前述した医療機能評価機構の第47回報告書[1]では，事故が発生した背景事情等の分析も行っており，極めて有益な情報となっています（同機構のホームページから閲覧可能）．

　また，「歯科治療時の局所的・全身的偶発症に関する標準的な予防策と緊急対応のための指針」（平成26年3月31日）[4]が厚生労働省のホームページから閲覧可能ですので，併せて参考にしてください．

2 | 高齢者対応

Q17 | 認知症の患者について

当院では最近，訪問歯科診療を始めました．訪問診療では，認知症の患者を診る機会も多いのですが，認知症の患者を診察・治療するに際して，治療行為以外で特に注意しなければならないことは何でしょうか．

近年，患者の高齢化を背景に，医科の往診はもとより，歯科においても訪問診療の必要性が増しています．訪問歯科診療では，歯科疾患以外の疾患・全身状態に留意した対応が必要となります．

たとえば，令和3年国民生活基礎調査（調査時期令和元年）の「要介護度別にみた介護が必要となった主な原因の構成割合」[1] によれば，要支援・要介護となった人の主な原因は，認知症が17.6％，脳血管疾患（脳卒中）が16.1％，高齢による衰弱が12.8％，骨折・転倒が12.5％で（図），ご質問のとおり，訪問歯科診療においては，認知症患者の割合は高いであろうことが推測されます．

コミュニケーションの問題

認知症患者との間では，コミュニケーションが問題となります．認知症の程度にもよりますが，症状を正しく聞き取り，治療内容をきちんと説明し，複数の選択肢がある場合には望むものを選んでもらい，同意を得たうえで治療を行い，しかも治療後に必要な対応を指示する，という作業は困難を伴うことも考えられます．そのため，治療の際には家族に同席してもらい，治療の説明や治療後の指示についても，家族に聞いてもらっておくことが理想です．

また，（認知症の有無にかかわらず）高齢の患者に抜歯等の不可逆的な治療を行う場合や，（訪問診療では頻度は少ないと思いますが）高額

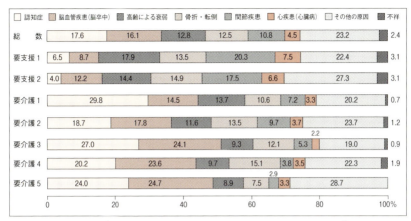

図 要介護度別にみた介護が必要となった主な原因の構成割合.（文献[1] 37頁より）.
注1:「総数」には，要介護度不詳を含む．注2:「その他の原因」には，「不明」を含む．

の保険外診療を行う場合には，家族の確認をとることがトラブルの回避につながります．同意書や見積書等に，本人の署名と併せて家族の署名をもらうことも有用です．

「Q42　個人情報の適切な取扱い③　家族への確認」（241頁）や「Q31　同意書を整える②　補綴治療」（202頁）でも触れますが，保険外診療を行った後に，家族から「高齢者をだまして高額な治療を受けさせている」という誹りを受け，クレームにつながる例も少なくありません．

また，被害妄想的になっている患者もまれではなく，家族に同席してもらうことで，あらぬ疑いを未然に防ぐことができます．患者の義歯を洗ったら「入れ歯に何かされて合わなくなった」，フロスを通したら「歯と歯の間に穴をあけられた」，同意書をとろうとしたら「変なサインをさせられそうになった」などのクレームがあったことを，仕事柄よく耳にします．

治療の方針についても，たとえば義歯の使用が困難になっているため，食形態を工夫して対応する，ということであれば，家族と相談しながら決めていく必要があります．特に，本人の意思を代弁できるキーパーソンを把握し，緊密に連携をとることが大切です．

もちろん，治療の説明や同意を得るのは本人と行う，というのが原則であることを忘れてはいけません．認知症の程度によりますが，可能な限り本人と家族両方の同意を得ながら進める，という対応をしていただければと思います．

認知症の軽度なうちに行う事柄

認知症は経時的に進行していく可能性があるため，軽微なうちにできることはしておく，という対応が大切になります．

弁護士としては，治療方針を決めるうえで誰に相談したらよいか，（死亡後も含めて）診療録は家族や親族の誰に見せてよいか，誰には見せないでほしいか，などの意思を確認し，その旨を患者自身に文書にしてもらったり，診療録に記載しておくなどして，記録を残しておくことが望ましいと考えます．

医科の病院では，患者の家族・親族・遺族同士が対立し[※1]，互いに「あの人には診療情報は伝えず，診療記録も見せないでください」「あの人の指示には従わないでください」（入院している場合には）「あの人には会わせないでください」などと病院に申し出て，牽制しあうケースが増えており，このような対立に巻き込まれて，病院は対応に頭を悩ませています．

歯科の場合も，患者宅を訪れて密接にかかわっていると，医科と同様に患者の家族・親族・遺族同士の対立に巻き込まれるケースも生じるのではないか，と懸念されます．そうならないために，認知症が進行する

※1……遺産などをめぐって遺族が対立しているケースがよく見受けられます．患者が高齢で認知症となっていて，生前から対立している場合もあります．

<参考文献>
1）厚生労働省政策統括官（統計・情報政策担当）編：グラフで見る世帯の状況　令和3年―国民生活基礎調査（令和元年）の結果から．
2）東京都福祉保健局：東京都8020運動推進特別事業　はじめての在宅歯科医療―要介護者へ歯科医療が出来ること【改訂版】．2017年1月．
3）日本老年歯科医学会：認知症患者の歯科的対応および歯科治療のあり方：学会の立場表明2015.6.22版．

前や生前に本人の意思を確認しておいて，この意思を尊重することができれば，望ましい対応と言えます．医療的には，抜歯などの処置が将来必要になるのであれば，認知症が軽微なうちに行っておくこともできるでしょう．

　診療の予約を忘れたり，以前よりも歯が磨けていない，服装に気を使わなくなったなど，患者の変化を感じ取り，認知症の初期段階から，（まずは家族に同席を求めるようにするなど）準備を進めることができれば，歯科医療の観点からも，またトラブル防止の観点からも，望ましいのではないでしょうか．

2 高齢者対応

Q 18 高齢者の薬剤と歯科治療について

高齢患者の中には医科で多くの投薬をされている方も多く，歯科治療に際し気を付けなければならないことは多々あると思います．弁護士の立場からみて注意すべき点はなんでしょうか．トラブルや法的な問題になった事案があれば教えてください．

　全国の保険薬局における処方調査の結果によれば，同一の保険薬局で調剤された薬剤は，75歳以上の23.5%が7種類以上，39.7%が5種類以上を処方されており（**図**），歯科医院にも薬剤を多用している患者の来院が増えていると思われます．

　このような状況を背景に，医科で処方された薬剤に気付かず，または不適切な対応をして歯科治療を行ったことによる事故も増えてくると予想されます．

薬剤を使用している患者に関する事故

　私自身，ビスホスホネート系薬剤[1]を注射または経口で投与されている患者に対して外科処置（抜歯やインプラント埋入等）を行ってしまった，というケースにかかわったことがありますが，どれも歯科医師は患者が同薬剤を投与されていることを知らされずに処置を行ってしまったものばかりでした．

　また，抜歯などの外科処置を行う際に，ワーファリン等の抗凝固薬を中止したところ，脳梗塞が生じた，というケースも数は少ないですがかかわったことがあります．歯科医師の判断で服薬の中止を指示したとい

※1……文献[2]では，米国口腔外科学会が，抜歯や歯科インプラントの埋入，根尖外科手術等の歯科外科処置が顎骨壊死の局所的危険要因となることを紹介しています．

Ⅱ．こんなときはどうすれば?! 歯科治療のトラブル対応Q&A

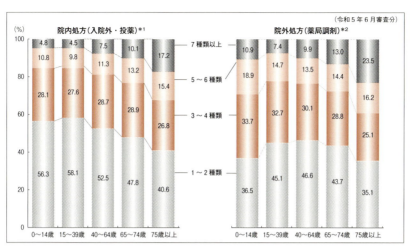

図 院内処方―院外処方別にみた年齢階級・薬剤種類数階級別の件数の構成割合．（文献[1]より）．

* 1：「院内処方（入院外・投薬）」は，診療報酬明細書（医科入院外）のうち診療行為「投薬」に薬剤の出現する明細書（「処方箋料」を算定している明細書および「投薬」「注射」を包括した診療行為が出現する明細書は除く）を集計の対象としている．また，診療行為「投薬」における薬剤の種類数階級で区分している．

* 2：「院外処方（薬局調剤）」は，調剤報酬明細書のうち薬剤の出現する明細書を集計の対象としている．

うケースだけではなく，患者家族や患者の入居している施設の職員が自己判断で休薬させてしまったり，歯科医師から内科の主治医に確認し，休薬しても構わないとの回答を得たため休薬させたところ，脳梗塞が発症してしまった，という例もあります．

このように事故の発生を防ぐことが容易ではないケースもありますが，ご存じのとおり，歯科医師向けのポジションペーパーやマニュアル[※2]もありますので，ご参照のうえ，患者の家族等へ積極的な問診と適切なアドバイスを行ってください．

※2……顎骨壊死・顎骨骨髄炎については，日本口腔外科学会と厚生労働省がポジションペーパーやマニュアルを公表しています[2, 3]．また，日本有病者歯科医療学会等が「抗血栓療法患者の抜歯に関するガイドライン」[4]を作成しています．

裁判例

　歯科治療をきっかけに顎骨壊死が生じたことによる裁判例は，公刊されているものの中には見当たりません．

　一方，ワーファリンを休薬させたところ脳梗塞が発症して患者が死亡し，休薬させた医師の責任を問う裁判例は，医科の事例ですが2件ありました[※3]．

　この事例では，医師の責任はいずれも否定されましたが，抜歯等に先立ってワーファリンを休薬させて患者が死亡した場合に，歯科医師の法的責任が否定される保証はありませんので十分にご注意ください．たとえば，「抗血栓療法患者の抜歯に関するガイドライン」[4)] には，ワーファリンを継続投与したまま抜歯をしても重篤な出血性合併症は生じない，等の記載があります．

訪問歯科での注意点

　前項でもご紹介しましたが，「グラフでみる世帯の状況　令和3年—国民生活基礎調査（令和元年）の結果から」の「要介護度別にみた介護が必要となった主な原因の構成割合」によると，要支援・要介護となった人の"介護が必要となった主な原因"は，脳血管疾患（脳卒中）が16.6%，骨折・転倒が12.1%でした．

　また，「性別にみた介護が必要となった主な原因の構成割合」によると，男性では脳血管疾患（脳卒中）が25.7%と女性（11.86%）に比して多く，女性では骨折・転倒が14.9%と男性（6.7%）に比して多いようです．

　脳血管疾患（脳卒中）が生じた場合，脳梗塞の再発予防のために抗凝

※3……大阪地裁平成29年12月5日判決（医療判例解説78号11頁）は，心臓弁を機械弁に置換する手術を受けて以来ワーファリンを継続的に服用している患者が，消化管出血を強く疑われて入院した際にワーファリンの投与を中止したところ心原性の脳塞栓症を発症し死亡したケースです．横浜地裁平成23年1月20日判決は，内視鏡検査に先立ってワーファリンの休薬を指示したところ，脳梗塞を発症して死亡したケースです．両者とも，ワーファリンの添付文書やガイドライン等を根拠として，休薬させた医師の責任は否定されています．

固薬や抗血小板薬を服用する可能性が高く，また脳出血の場合には，血圧が高い可能性があります．

　骨折・転倒の背景には骨粗鬆症が原因であることも考えられ，ビスホスホネート系薬剤を服用している可能性があります．外科処置を行う際には，特に注意してください．来院ができず，訪問診療で歯科治療を受けている患者の中には，ワーファリンやビスホスホネート系薬剤を服用されている方が多く，しかも処方薬を自身で把握できていない場合もありますので，事前の問診，家族，施設の職員への確認を十分に行ってください．

<参考文献>
1）厚生労働省：令和5年社会医療診療行為別統計の概況．2 薬剤の使用状況〔医科診療及び薬局調剤〕．
2）厚生労働省：重篤副作用疾患別対応マニュアル 骨吸収抑制薬に関連する顎骨壊死・顎骨骨髄炎．平成30年6月改定．
3）日本口腔外科学会 監修：ビスホスホネート系薬剤と顎骨壊死．
4）日本有病者歯科医療学会，日本口腔外科学会，日本老年歯科医学会 編：抗血栓療法患者の抜歯に関するガイドライン 2020年版．学術社，東京，2020．
5）厚生労働省：高齢者の医薬品適正使用の指針（総論編）について．平成30年5月29日．（https://www.mhlw.go.jp/content/11120000/000343469.pdf）

3 薬剤投与関連

Q19 薬剤投与による副作用への法的対応
医薬品副作用被害救済制度

大学の同級生から，"患者に抗菌薬を処方したところ，後日，患者から「発疹が生じるなど，体調がきわめて悪くなり，入院までした」とのクレームを受けてしまった"という話を聞きました．処方したのは歯科治療でもよく用いられるペニシリン系の薬剤で，変わった薬剤を処方した，というわけではないようですが，アレルギーは怖いと感じました．このような場合，われわれはどのように対処したらよいのでしょうか．

　ご質問にもあるとおり，通常の診療と変わらない処方をしていても，重大な結果に繋がってしまう点で，薬物アレルギーは注意を要します．

重大な結果が生じるケースも

　NSAIDsを処方したところ，アスピリン喘息（NSAIDs過敏症）の重積発作によって患者が死亡し，歯科医師が遺族から損害賠償請求をされた裁判は，判決が公刊されているものだけで2例あります．

　しかも，平成6年12月26日の福岡地裁の判決（判タ890号214頁）では，ロキソニン®を処方した歯科医師に患者を死亡させてしまったことについての責任が認められています．一方，前橋地裁平成24年8月31日判決では歯科医師の責任は否定されていますが（患者の請求を棄却する判決），「少なくとも喘息に罹患していることが明らかである患者に対して（アスピリンを）使用する場合は……（中略），過去にアスピリン喘息と診断されたことがないか……（中略）十分な問診を行うべきである」と判示されています．

　東京地裁平成26年12月18日判決（D1-Law）の事例では，ペングッド®を処方したところ，患者がアナフィラキシーショックを起こし，低酸素脳症となり高次脳機能障害の後遺障害が残ったとして，一般開業の歯科

医師に対して合計1億6,000万円以上の請求がなされました．また，患者側からは"歯科医師が適切な問診を尽くさなかった"という主張等がなされました．

もっとも，この患者は，初診時に問診票の「あてはまるものはありますか」という項目の「アレルギー傾向」という欄に丸印を付けず，さらに「合わないお薬はありますか」という質問に対して「いいえ」に丸印を付けるなど，患者自身が薬物アレルギーを有している，との認識を持っていなかったようです．そのため，歯科医師がどれほど問診を尽くしたとしても，患者が薬物アレルギーを有していると気づくことはできなかったであろう等の理由から，歯科医師の責任は否定されました．

このように，注意を尽くしても防ぎきれない場合もあると思いますが，薬物アレルギーが生じた場合，患者にとって重大な結果が生じ，歯科医師自身も法的責任を巡って対応を迫られかねないのです．まずは，（初診時以降も）問診票の記載を見落とさないことを心がけるのが大切です．

私の担当案件においても，2回目の診療時に問診票に記載された薬物アレルギーの申し出を失念して，処方してはいけない薬剤を処方してしまった事案を担当したことがあります．処方を行う際には，薬物アレルギーの有無について，簡単でもよいので患者自身に毎回確認することが有益と考えます．

医薬品副作用被害救済制度

歯科医師としての注意を尽くしたとしても，医薬品を使用する以上，副作用を完全に回避できるとは限りません．そこで「医薬品副作用被害救済制度」があります．この制度は，医薬品等を適正に使用したにもかかわらず，副作用による健康被害を受けた方に対して，医療費等の給付を行い，迅速な救済を図ることを目的としています．

副作用について治療が必要となった場合には，医療費（保険診療の自己負担分相当額）や医療手当（通院頻度によって36,900 ～ 38,900円），亡くなった場合には遺族に一時金として7,783,200円，その後年金とし

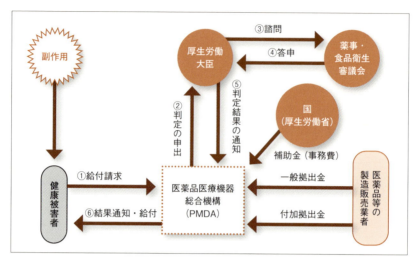

図　医薬品副作用被害救済制度の手続きの流れ．医薬品医療機器総合機構HPより※1．

て年額2,594,400円（原則10年間）などの補償がなされます．

　医薬品を適正に使用していたにもかかわらず，患者に副作用（薬物アレルギー等）が生じてしまった場合は，健康被害の訴えに対して本制度を案内し，その申請に協力する姿勢を示せば，法的紛争となることを回避できるケースもあります．申請自体は患者自身（または遺族）が行いますが，申請書類の中に，医薬品を投薬・使用をした医師または歯科医師が記載しなければならない書類もあるため，積極的に協力することは，患者にとっても有益と思われます．ただし，医薬品と患者の症状の因果関係（本当にその症状は，医薬品の副作用なのか）が疑わしい場合には，その対応について弁護士にご相談ください．

　いずれにしても，「医薬品副作用被害救済制度」は，歯科医師として知っておくべき制度です．本制度については医薬品医療機器総合機構（PMDA）のホームページ※1, 2をご確認いただき，万が一の際にすぐに対応できるよう，院内でも情報を共有し，備えておいてください．

※1……独立行政法人　医薬品医療機器総合機構：医薬品副作用被害救済制度に関する業務（https://www.pmda.go.jp/relief-services/adr-sufferers/0001.html）
※2……独立行政法人　医薬品医療機器総合機構：医薬品副作用被害救済制度（https://www.pmda.go.jp/kenkouhigai_camp/）

Ⅱ．こんなときはどうすれば?!　歯科治療のトラブル対応Q＆A　　*153*

3 薬剤投与関連

Q 20 局所麻酔に伴うアレルギーへの対応

ニュースで，局所麻酔後に2歳の患児が急変し，その後死亡した事故で，歯科医師が業務上過失致死で在宅起訴された，と聞いたことがあります．同様な事故の場合，歯科医師としてとるべき適切な対応とは，どのようなことでしょうか．

　局所麻酔等によってアナフィラキシーが生じること自体を完全に防ぐことはできませんので，その場合に重大な結果に繋がらないよう，また重大な結果に繋がったとしても歯科医師の責任が問われることにならないよう，適切に対処することが大切です．

患者に異常が生じた際の対応

　歯科医師の立場としては，救急車とAEDの手配，応援の要請を同時に行い，その後，ただちに一次救命処置（BLS：Basic Life Support）を開始し[1]，詳細な記録をつけ始めるべきです．

　ここで非常に大切なことは"決して救急車を呼ぶのをためらわないこと"です．いざ，目の前で患者に異常が起きた場合，"大事になること"を恐れて救急車を呼ぶことを躊躇してしまうことは，誰しもあり得ると思われます．しかし，数分単位での対応の遅れが，患者の生命を左右します．当然，歯科医師の先生自身の法的責任にもかかわります．

平時の対策

　歯科医院が備えておくべき設備等について判示した判決（青森地裁弘前

[1]……救命処置の具体的方法については，『HYORONブックレット／もう慌てない，戸惑わない 院内スタッフみんなでマスターする救命処置』（ヒョーロン・パブリッシャーズ）をご参照ください．

154

表　歯科麻酔に関する裁判例

判決年月日	裁判所	判決	使用薬剤
昭和47年 5 月 2 日 （刑事裁判月報4巻5号963頁）	東京地裁	禁錮 4 月執行猶予 2 年（業務上過失致死）	全身麻酔剤ラボナールA（アトムリン含有のチオペンタールナトリウム）
昭和58年11月10日 （判時1134号109頁）	東京地裁	300万円および遅延損害金	キシロカイン
昭和60年 9 月30日 （判タ576号79頁）	浦和地裁	請求棄却	キシロカイン
平成15年10月16日[*1] （裁判所HP）	青森地裁弘前支部	請求棄却	キシロカイン
平成22年12月16日[*1] （裁判所HP）	さいたま地裁	両親へ各220万円および遅延損害金	オーラ注
平成23年 4 月28日 （判時2137号59頁）	東京地裁	請求棄却	—
平成25年 9 月17日[*1] （裁判所HP）	福岡地裁	両親へ各110万円および遅延損害金	キシロカイン
平成26年12月25日[*2] （D1-Law）	東京地裁	請求棄却	—
平成30年 3 月27日[*2]	東京地裁	請求棄却（歯科医院からの診療報酬請求は認容）	—

＊1：患者が死亡した事案．＊2：穿刺による神経損傷が問題となった事案．2020年10月末現在で公刊されているもの．なお，すべての判決が公刊されているわけではない．（『日本歯科評論 増刊2019／臨床の疑問に答える 安心・納得の歯科局所麻酔ガイドブック』，156-157頁より）

支部平成15年10月16日判決，裁判所HP）があります．これは，抜髄を行うにあたって局所麻酔剤（キシロカイン）を使用したところ，アナフィラキシーショックを生じ，搬送先の病院で患者が死亡した事案で，次のように判示されています．

「アナフィラキシーショックが発症した場合に救急措置をとるべく，少なくとも血圧測定器や聴診器等のモニター及び酸素吸入器（酸素も含む）を常備するとともに，アナフィラキシーが発症した場合には，歯科医師は，診断を中止し，直ちに患者を水平位にしたり，患者の頭部を低

くし，スタッフに緊急事態が発生したことを周知させ，応援医師の来院や救急車を要請するとともに，第１次救命処置を開始すべき注意義務を負うというべきである」．

これを前提とすると，局所麻酔を使用している歯科医院としては「少なくとも血圧測定器や聴診器等のモニター及び酸素吸入器（酸素も含む）を常備」しておかないと，それ自体が不適切であったと非難されかねません．また，緊急事態が発生した時に，ただちに救急車を呼んでBLSを開始する等の対応が可能となるよう，スタッフと共に訓練をしておくのが望ましいと思われます．

なお，法的義務とまでは言えないと考えますが，パルスオキシメーターを積極的に使用したり，アドレナリン等の薬物を歯科医院に常備しておくことも有用と思われます．

さいたま地裁平成22年12月16日判決（裁判所HP）

民事事件ですが，ご質問にあるケースに近い事案もあります．当時４歳であった患児が，歯科医師Yの開設する歯科医院において治療を受けていたところ，局所麻酔（リドカイン塩酸塩製剤）を原因とするアナフィラキシーショックにより呼吸循環不全に陥り，搬送先の病院で死亡した事案についての判決です．

平成14年６月15日午後４時25分頃，担当歯科医師は，当時４歳の患児に対し，右下第二大臼歯の治療のためにオーラ注1.0mgのうち，ごく少量を注射しました．約30秒後，異常な徴候が生じていないことを確認し，さらに残量を注射．33分頃にラバーダムを装着し，38分頃に歯髄除去を開始しました．この時，患児が泣き止んだため，歯科医師は眠ったものと判断し，眠っている間に治療を進めようと考えました．その際，声をかけたり呼吸しているか確認したり，脈を確認することはしませんでした．57分頃，歯科医師は患児の顔面が蒼白になっていることに気づき，58分頃に救急車を呼び，人工呼吸等を開始しました．５時２分に救急車が到着し，５時７分に救急車が病院に到着して心肺蘇生術

が行われたものの，5時42分に患児の死亡が確認されました．

　この事案について裁判所は「午後4時38分ころには，それまで泣いていた患児が泣きやんだのであるから……鼻や口に手をかざすなどの方法により患児が鼻や口のすき間から呼吸をしているかどうかを確認し，場合によっては手を止めて脈を取るなど，入念に患児のバイタルサインの確認を行う必要があった」[2]と判示し，担当歯科医師がバイタルサインを確認する義務を怠ったとして過失を認めました．

＊

　このような非常事態が生じうることを想定して，日頃から麻酔を使用する際には患者の様子をよく観察し，少しでも異変を感じたらすぐに対応できるよう，スタッフと情報を共有しておき，安全・安心の診療を心がけていただければと思います．

※2……判決原文では「患児」との記載部分には患児の実名が書かれています．なお，この訴訟では，患者遺族らは歯科医師に対して8,000万円の支払いを求めて訴えを提起しましたが，"バイタルサインを確認していたとしても患者を救命できたとまでは言えないが，救命できた「相当程度の可能性」はあった"として，「相当程度の可能性」の侵害についての慰謝料400万円などが認められています．

Ⅱ. こんなときはどうすれば?! 歯科治療のトラブル対応Q＆A **157**

3 薬剤投与関連

Q21 歯科診療関連死と歯科医師の救命措置

歯科医院で死亡事故が起きたという報告を聞くことがあります。私の医院でも死亡事例が生じないように準備をしているつもりですが、万が一のとき、歯科医院でどこまでの救命措置をしなければならないのでしょうか。また、どのような準備をしておくべきでしょうか。

　万が一のとき、どこまで救命措置をするか、どんな準備をしておくべきか、悩まれている先生も多いと思われます。ここでは、歯科医療に起因する死亡事例を紹介すると共に、歯科医師は患者の生命を守るためにどのような義務を負っているとされているのか、見ていきたいと思います。

歯牙・器具による気道閉塞

・事例①

　昭和61年、歯科医師が当時4歳の患児に対して乳歯を抜歯したところ、患児が顔を急に右に振ったために、左頰に鉗子があたって乳歯が鉗子からはずれ、口腔内に乳歯が落ち、最終的に気道閉塞によって患児が死亡した事故がありました。この患児の両親は歯科医師に対して損害賠償請求訴訟を提起しました。

　この裁判では、乳歯が口腔内に落下した後の歯科医師の対応が適切であったか否かが争われました。問題となった対応は次のとおりです。

　乳歯が患児の口腔内に落下した後、患児は大声で泣き始めました。歯科医師は落とした乳歯を吐き出させようと考え、患児を起き上がらせて、スピットンに吐き出すように言いました。ところが、患児は起き上がった途端、泣き声が出なくなって呼吸困難の状態を示し、吐き出すこともできなくなりました。歯科医師は、乳歯が食道内に誤飲されたものと考

え，胃のほうに落下させようとして，患児の上体を起こしたまま背中を数回たたき，次いで，逆さづりにして背中をたたいたり，横にして酸素吸入を施したものの，症状は好転せず，患児は死亡するに至りました．

以上の歯科医師の対応について，浦和地裁熊谷支部平成2年9月25日判決（判タ738号151頁）は，「口腔内に異物を落下させた場合，まず気道閉塞が生じていないかどうかを速やかに確認しまだ気道閉塞が生じるまでに至っていないときは，水平位診療であれば，患者を横にしたまま顔を横に向かせ，口腔内の異物の位置を確認した上，鉗子等で取り去る」べきである等との一般論を述べました．

そのうえで本件では，乳歯を口腔内に落下させた時点では，まだ患児は大声で泣いていたため，気道閉塞の症状を示すには至っていなかったにもかかわらず，歯科医師が患児を水平位から座位に起こしてしまったため，口腔内に留まっていた歯牙が気管内に落下し，気道閉塞により死亡に至ったと認定し，歯科医師が，患児を座位に起こしたうえ，上体を起こしたままで背中をたたく等の誤った措置を重ねたことをもって，歯科医師の過失の程度は重いと断じました．

・事例②

平成22年には，終始激しく泣いて暴れ続ける当時2歳の患児に対し，上唇と歯茎との間にロールワッテ2個を挟んで処置を行っていたところ，このうち1つが口腔内に落下し，気道閉塞を起こして死亡した事故が起きました．

この事故については，民事訴訟（和解で終結）が提起されただけではなく，刑事事件としても起訴され，有罪判決（罰金80万円）が言い渡されました．刑事訴訟での有罪判決（さいたま地裁平成26年10月10日判決，D1-Law）では，歯科医師がロールワッテを指で間断なく押さえ続ける等の固定方法をとらなかった点が過失であるとされました．

以上のとおり，歯科医師は小児に対する治療中に，患児が不規則な動きをするなどして歯牙や器具が口腔内に落下して気道閉塞につながることがあることを認識しなければなりません．

アナフィラキシーショック

　以下の2つの判決は，歯科医師の救命措置に関する注意義務の内容を明示しており，興味深いものと言えます.

・事例③

　青森地裁弘前支部平成15年10月16日判決（裁判所HP）は，初診の患者に適切に問診を行ったうえで局所麻酔を行ったところ，アナフィラキシーショックを起こして患者が死亡した事案についての判決です.

　同判決は，歯科医師は「少なくとも血圧測定器や聴診器等のモニター及び酸素吸入器（酸素も含む）を常備するとともに，アナフィラキシーが発症した場合には，歯科医師は，診断を中止し，直ちに患者を水平位にしたり，患者の頭部を低くし，スタッフに緊急事態が発生したことを周知させ，応援医師の来院や救急車を要請するとともに，第1次救命処置[※1]を開始すべき注意義務を負う」との一般論を述べたうえで，当該歯科医院でのモニターの常備は不十分で，十分な救命処置は行われなかったと認定しました（ただし，仮に十分な措置がとられたとしても死亡結果を避けることはできなかったとして歯科医師の責任は否定しました）.

・事例④

　さいたま地裁平成22年12月16日判決（裁判所HP）では「治療中，患者が重篤なアナフィラキシーショックを発症した場合でもその症状を早期に確知認識することができるように，患者の観察等によりバイタルサインを確認すべき注意義務」を負っているとして，それまで泣いていた患児が泣き止んで落ち着いたことに気づいたにもかかわらず，鼻や口に手をかざして呼吸停止の有無を確認しなかった歯科医師にはバイタルサイン観察義務違反があるとして過失を認めました.

※1……同判決では第一次救命処置を「心臓あるいは呼吸停止が起こったときにその場に居合わせた人によって開始されるべき，観察と認識，気道確保，人工呼吸法，心臓マッサージから構成されるもの」としています.

表　裁判例から見る合併症に対して歯科医師が行うべき行動

器具・歯牙による気道閉塞	アナフィラキシーショック	アスピリン喘息
気道閉塞の有無を確認し，水平位診療であれば，患者を仰向けにしたまま顔を横に向かせ，異物を取り去る．	診断を中止し，直ちに患者を水平位にしたり，患者の頭部を低くし，応援医師の来院や救急車を要請するとともに，第一次救命処置を開始すべき．	アスピリン喘息ではない，との確定診断をしてから投与する（事例⑥は否定）．
（激しく泣いて暴れ続ける患児（2歳）について）歯科医師がロールワッテを押さえ続ける．	バイタルサインを観察し，気道確保，酸素投与，非開胸式心マッサージを行う．	喘息に罹患していることが明らかである患者に使用する場合は，NSAIDsを含む薬の服用の有無やその時期，喘息を発症した時期，鼻・副鼻腔疾患の有無等について十分な問診を行う．

　なお，同判決では一般の開業歯科医師も「徒手あるいはマスク・バッグ，エアウェイによる気道確保，酸素投与，非開胸式心マッサージ…を行うべき注意義務」を負っているとしつつ，エピネフリンやステロイドを静脈注射し，気管内チューブを用いて挿管を行うべき注意義務を負っているとは言えない，としています．

アスピリン喘息の重積発作

　ロキソニン®を処方したところ，アスピリン喘息（NSAIDs過敏症）の重積発作によって患者が死亡し，歯科医師が遺族から損害賠償を請求された事件として公刊されている判決が2件あります．この2つの判決は歯科医師の義務について異なる見解を示しております．

・事例⑤・⑥

　福岡地裁平成6年12月26日判決（判タ890号214頁）は，歯科医師には，患者がアスピリン喘息ではないとの確定診断がなければ，ロキソニン®（NSAIDs）を投与してはならない注意義務があると判示しました．他方，前橋地裁平成24年8月31日判決は，そのような義務はないとして歯科

医師の責任を否定しました.

　もっとも，同判決も確定診断までは不要としつつも「少なくとも喘息に罹患していることが明らかである患者に対して（アスピリンを）使用する場合は，使用の可否を判断し，副作用発症の予測をするために，過去にアスピリン喘息と診断されたことがないか，PL顆粒等のNSAIDsを含む薬の服用の有無やその時期，喘息を発症した時期，鼻・副鼻腔疾患の有無等について十分な問診を行うべきである」（カッコ内は著者加筆）と判示しております．読者の先生方も，喘息の患者に対しては予診票を確認するだけでなく，十分に問診を行い，問診の結果をカルテに記載するよう心がけてください.

＊

　薬物アレルギーや気道閉塞に起因した死亡事故が生じた場合には，刑事・民事の両面で責任追及を受ける可能性があります（医療事故調査制度上の院内事故調査も必要となり得ます）.「Q27　医療紛争におけるカルテの扱い方」（186頁）でも触れますが，患者の安全はもちろん，自身や勤務医を守るため，死亡事故の防止策を院内スタッフ全員で共有する"院内勉強会"を行うなどの対策を講じることを検討されてはいかがでしょうか.

　なお，全身管理や医療安全対応について解説されたものとして一戸達也先生編著『医療安全ワンポイント31』（ヒョーロン・パブリッシャーズ，2015）が大変参考になります．また「歯科治療時の局所的・全身的偶発症に関する標準的な予防策と緊急対応のための指針」（平成26年3月31日）[※2]が厚生労働省のホームページ上に掲載されております．併せてご参照ください.

※2……日本歯科医学会厚生労働省委託事業：歯科治療時の局所的・全身的偶発症に関する標準的な予防策と緊急対応のための指針. 厚生労働省, 2014.（https://www.mhlw.go.jp/seisakunitsuite/bunya/kenkou_iryou/iryou/shika_hoken_jouhou/dl/03-01.pdf）

III

学校では教えてくれない?!
歯科医院の法律相談
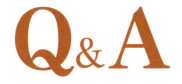

- 医院運営・経営（Q22〜Q39）
- 患者対応（Q40〜Q46）

1 医院運営・経営

Q22 賃貸借契約の注意点①
賃料減額請求権と解約・更新拒絶の正当事由

同じビルに新しく入ってきた美容院の店長と話をしていたところ，賃料の坪単価がうちよりかなり安いことがわかりました．うちが入居したときは新しくてきれいなビルでしたが，現在はかなり古びてきています．大家さんに交渉して，賃料を下げてもらうことはできるのでしょうか．

歯科医師と賃貸借契約

賃貸借契約に関する相談は，歯科医師の先生方からの相談事として比較的多い部類に入ります．先生方が賃貸借契約に関与するパターンとしては，①歯科医院のために建物を借りている（たとえば，歯科医院がビルのテナントとして入っている場合），②歯科医院のために土地を借りている（たとえば，歯科医院の土地・建物は所有しているが，駐車場は借りている場合），③建物を貸している（たとえば，歯科医師がワンルームマンションやアパート等を経営している場合），④住居として建物を借りている（先生や家族などが賃貸マンションに住んでいる場合）などがあり，各パターンに応じてさまざまな相談事があります．

賃料増減額請求権

借地借家法第32条第1項には以下のような規定があります．

「建物の借賃が，土地若しくは建物に対する租税その他の負担の増減により，土地若しくは建物の価格の上昇若しくは低下その他の経済事情の変動により，又は近傍同種の建物の借賃に比較して不相当となったときは，契約の条件にかかわらず，当事者は，将来に向かって建物の借賃の額の増減を請求することができる．ただし，一定の期間建物の借賃を増額しない旨の特約がある場合には，その定めに従う」．

図 賃料減額請求の流れ（賃借人が賃貸人に減額を請求する場合）.

　この規定により，賃借人（借りる側・店子）は賃料の減額を，賃貸人（貸す側・大家）は賃料の増額を，相手方に対して要求することが可能です．

　実際に賃料増減額請求権を行使する場合には，最初に内容証明郵便でこれを行使することを記録に残す形で相手方に通知し，その後，話し合い（交渉や裁判所における調停）を行って，それでもまとまらなければ訴訟を提起することになります．たとえば，家賃の減額を求めて賃料減額請求権を行使し，最終的に判決で適正賃料が定まった場合には，請求権を行使した時点（内容証明郵便が到達した時点）から適正賃料が確定した時点までの賃料の差額（もとの賃料と適正賃料との差額）に年間10％の利息を付けた額が，賃貸人から賃借人に対して返還されることになります（賃料増額請求が認められた場合には賃借人から賃貸人に追納することになる）（**図**）．

　もっとも，減額（または増額）後も，賃料が近隣の相場と必ずしも同じになるわけではありません．新しく借りる場合の賃料（新規賃料）と継続して借り続けている場合の賃料（継続賃料）は別物と考えられているからです．「継続賃料」の算出方法はさまざまあるため詳細は割愛しますが，たとえば同じビルの新規賃料の相場が坪単価9,000円として，減額請求が認められて現状の1万4,000円が1万2,000円程度まで減額されれば，成功といって差し支えないと思われます．

ですから，何年も賃料の見直しをせずに放置するのではなく，たとえ
ば更新のたびに大家と交渉して，少しずつ賃料を相場に合わせて下げて
いくのが望ましいと言えます[※1]．そのほうが"大家と店子"の良好な関
係を壊すことなく，円滑な医院経営に資すると考えられますし，結局は
得であると考えられるからです．

解約・更新拒絶の際の正当事由

賃貸人は，気にくわない賃借人との賃貸借契約を一方的に解約したり，
契約の更新を拒絶できるのでしょうか．借地借家法第28条には，解
約・更新拒絶の際には「正当の事由」が必要と規定されています．

「建物の賃貸人による第二十六条第一項の通知又は建物の賃貸借の解
約の申入れ（賃貸人からの契約更新拒絶または解約の申入れ）は，建物
の賃貸人及び賃借人…が建物の使用を必要とする事情のほか，建物の賃
貸借に関する従前の経過，建物の利用状況及び建物の現況並びに建物の
賃貸人が建物の明渡しの条件として又は建物の明渡しと引換えに建物の
賃借人に対して財産上の給付をする旨の申出をした場合におけるその申
出を考慮して，正当の事由があると認められる場合でなければ，するこ
とができない」（カッコ内は筆者加筆）．

つまり，さまざまな事情を総合的に考慮して「正当の事由」があると
言えなければ，賃貸借契約の解約や契約更新の拒絶はできないとされて
いるのです．

もっとも，ある程度の合理的な理由はありそうでも，解約・更新拒絶
の「正当の事由」とまでは言えない場合に，「立退料」でこれを補充す
ることは認められます．もちろん正当の事由がまったくないのに立退料
をいくら積んだところで，賃借人が出て行かなければならないわけでは

※1……ただし，通常のオフィスと異なる歯科医院独自の"弱み"もあります．オフィスビル
に入居している場合，歯科医院の"場所"に患者が付いていることもあるため，移転した場
合に患者が来てくれるか予想がつきにくいと言えます．また，移転費用が高額となりがちで
す．賃料減額の交渉の際に「どうせ出て行けないんだろ？」と思われてしまうことは非常に
不利となります．この場合には賃料減額請求権の行使を検討せざるを得ないでしょう．

ありませんが，ある程度，合理的な理由が賃貸人にある場合には，これに立退料を加えれば賃借人が退去せざるを得ない状況となる可能性はあります．とはいえ，「正当の事由」が必要となるため，賃貸人が好き勝手に賃貸借契約を解約したり，契約更新の拒絶をすることができるわけではありません[※2]．

賃貸人と賃借人との交渉

以上のとおりですから，賃貸人から要望を聞き入れないと追い出されるということはないですし，逆に賃貸人に要求したら追い出されることもありません．基本的に賃借人は（立場が弱いため）法律上，保護されているのです．

事実，「賃貸人から○○と言われているのだが，これを断ったら追い出されてしまうのではないか，断っても大丈夫なのか」等の相談が寄せられることはしばしばあります．もちろんケースバイケースではありますが，たとえば賃料の値下げをお願いする代わりに賃貸人の要求を受け入れる等，良好な関係を保ちつつ上手に交渉を行うことが理想的であると言えます．

長期間にわたって賃料の見直しを怠ってしまった場合などは，賃料減額請求権を行使することもご検討ください．

※2……更新が予定されていない「定期賃貸借契約」については，契約の更新がなされません．

1 医院運営・経営

Q23 賃貸借契約の注意点②
相続・事業承継，敷金

テナントビルで開業しています．大学病院に勤務している子供がそろそろ一緒にやりたいと言い出しており，自分の年齢のこともあるので，これを機会に医院を継がせたいと考えています．テナントビルでの事業承継の場合，賃貸借契約の取り扱いはどうなるのでしょうか．

テナントで開業している歯科医院の承継

　歯科医院を承継させる方法はいくつかあります．
① 　医療法人の理事長を交代する
② 　歯科医院の機材やスタッフ等と共に "事業" 自体を譲渡する
③ 　個人開設歯科医院の相続
など[1]が考えられます．

　いずれの方法を選択してもメリット・デメリットがあり，個人開設か，医療法人となっているか等によっても変わってきます．事業承継については，それはそれで重要かつ難しい問題ですので[2]，ここでは各方法を選んだ場合に賃貸借契約がどのように取り扱われるか，という点に絞って解説します．

　まず，①医療法人の理事長が交代するパターンでは，各契約の当事者が変更するわけではないため，（大家との）賃貸借契約や（従業員との）雇用契約，（弁護士や税理士との）委任契約，（業者との）業務委託契約

※1……これ以外に，④医療法人同士の合併，⑤持分ある医療法人社団において出資持分を譲渡する，などが考えられます．
※2……①医療法人の場合，法人内部の手続きも複雑ですし，②事業譲渡による場合，各契約を引き継がなければなりませんし，③相続による場合，相続人同士の争いも起きないようにしなければなりません．また，税金対策も併せて行う必要がありますので，医院の承継に関しては早め早めの対応が肝要です．

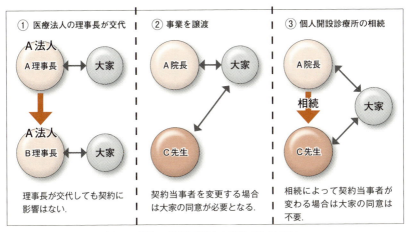

図1　相続・事業承継時の契約の取り扱い.

など各契約に影響は生じません．理事長交代後も，もとの賃貸借契約に基づいて医院のある建物を借り続けることが可能です（**図1-①**）．

次に，②事業譲渡がなされるパターンですが，この際には大家（賃貸人，建物のオーナー）から同意を得て賃借権（建物や土地を借り続ける権利）を譲渡するか，一度，賃貸借契約を解約し，新たに契約を締結し直します．いずれにしても大家の協力が必要となります．仮に同意なく賃借権を譲渡した場合には，トラブルが生じる可能性があり，場合によっては賃貸借契約が解除されてしまう可能性もあります（**図1-②**）．

③個人開設の診療所で相続されるパターンでは，元院長からその相続人に賃借権が相続されることとなります．この場合，大家が賃借権の相続を認めないことはできません（**図1-③**）．仮に賃貸人が賃貸借契約の名義書換料を要求してきても，支払う義務はありません．ただし，相続人が複数名いる場合には，相続問題が起きないように，歯科医院の業務に必要な資産だけ（何が業務に必要な資産なのか明確にしておく必要があります）を後継者に相続させる旨の遺言を作成しておくのがスムーズです[※3]．

なお，医療法人が開設者となっている場合で，理事長が在任中に亡く

なってしまった場合には，理事の互選により新たな理事長が選任されることとなります．その場合の取り扱いは①と同様です．

敷金に関して

先生ご自身や子供が賃貸マンション・アパートに入居していることも多いため，敷金に関するご質問も寄せられます[※4]．敷金は，ご存じのとおり契約時に賃貸人へ賃借人から差し入れられる"預り金"で，賃貸人は貸室の明渡し時に未払い家賃等を控除して返還しなければならないものです．

寄せられる質問としては「基本クリーニング代」（ルームクリーニング代・ハウスクリーニング代とも呼ばれる）を敷金から差し引くことが適切なのか否かや，汚損または毀損してしまった壁紙・フローリングの交換の費用が高すぎる，といった相談です．これらは，国土交通省が作成している「原状回復をめぐるトラブルとガイドライン」や東京都が作成している「賃貸住宅トラブル防止ガイドライン」が参考になります．

原則としては，賃借人の通常の使用による汚損や経年劣化による価値の低下については大家が負担しなければならず，敷金から差し引いてはならないこととされています．ですから，原則としては基本クリーニング代を敷金から差し引くことは許されないこととなります．もっとも，多くの賃貸借契約書では，基本クリーニング代を賃借人の負担とする旨の"特約"が盛り込まれていることが多いため，その有効無効をめぐってトラブルとなるのです（結論は事案によって異なるので一概に言うことはできません）．

また，賃借人の不適切な使用方法（壁紙を破いてしまった等）によっ

※3……相続人間で争いが生じないように留意します．いわゆる"遺留分"を侵害しないように，医院に関する財産だけを後継人に相続させることが重要です．

※4……主に顧問契約を締結してくださっている先生からの小さな相談として寄せられることがほとんどです．

※5……これ以外に工事費・人件費が賃借人負担として，敷金から差し引かれる可能性はあります．

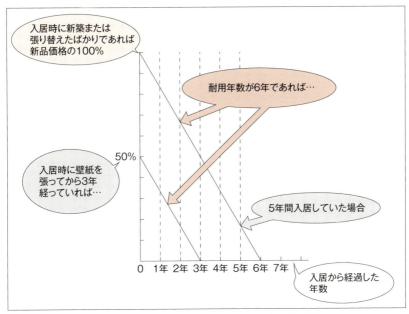

図2 賃借人が負担すべき（壁紙等の価格の）割合．

て壁紙やフローリングなどを交換しなければならないとしても，賃借人は，新品への交換費用ではなく，経年劣化した壁紙の価額を賠償すれば足りるものとされています．つまり，退去する時点で，その壁紙が貼られてから5年が経過しているのであれば，5年使用した中古の壁紙の価額（たとえば5年間の経年劣化によって新品の20％ほどの価値しかなくなっているのであれば，その価額）だけ[※5]が敷金から差し引かれることになります（**図2**）．

<参考文献>
1) 国土交通省：原状回復をめぐるトラブルとガイドライン（再改訂版）．
 (http://www.mlit.go.jp/jutakukentiku/ house/jutakukentiku_house_tk3_000021.html)
2) 東京都住宅政策本部民間住宅部不動産業課：賃貸住宅トラブル防止ガイドライン 第4版．
 (https://www.juutakuseisaku.metro.tokyo.lg.jp/juutaku_seisaku/tintai/310-6-jyuutaku.pdf?2022=)

1 医院運営・経営

Q24 歯科医院のホームページ

現在，自院の簡単なホームページを設けていますが，少し充実させたいと考えています．医院広告も厳しくなりましたので，どのようなことに気を付けてリニューアルすればよいでしょうか．

　ご存知のとおり，平成29年の医療法改正によりインターネット上のウェブサイト（ホームページ）についても法的規制の対象とされました．それまでも「ガイドライン」[※1]は存在しましたが，法的な規制はありませんでした．

　それが，平成30年6月に施行された「医療広告ガイドライン」[※2]で，"法的に広告できる内容，できない内容"が具体的に示されたのです．

気を付けるべき点

　ガイドラインは分量もあり，注意点も多岐にわたりますが，目を通してみる必要があると思います．そして時間を作ってホームページの精査を行うか，弁護士等の専門家に検討を依頼するのがよいと思われますが，私なりにまとめた"注意していただきたい点"をご紹介します．

・「最」の字に注意．「最先端の医療」や「最適の医療」については"誇大広告"に該当，「最良」や「最上」については"比較優良広告"に該当し，許されないこととされています．「最新の治療法」「最新の医療機器」については，客観的に「最新」であれば許容されますが，根

[※1]……医療機関のホームページの内容の適切なあり方に関する指針（医療機関ホームページガイドライン）（https://www.mhlw.go.jp/content/000854674.pdf）.
[※2]……医業若しくは歯科医業又は病院若しくは診療所に関する広告等に関する指針（医療広告ガイドライン）（https://www.mhlw.go.jp/file/06-Seisakujouhou-10800000-Iseikyoku/0000209841.pdf）

拠を示せなければなりません.

・自由診療については公的保険医療が適用されない旨（「全額自己負担」や「自由診療」など）と，必要とする標準的な費用（金額）を示さなければなりません.

・ビフォー・アフター写真については，個々の患者の状態等により当然ながら治療等の結果は異なるものであることから，患者を誤認させるおそれがある写真として，基本的に掲載は許されていません．厚生労働省のＱ＆Ａでは"手術後の写真だけを使用しても同様"とされています．治療内容の説明をするために写真を用いる場合もあるでしょうが，注意が必要です.

なお，術前写真の状態から術後写真の状態に治療するのに"通常必要とされる治療内容・費用や，リスク・副作用について記載した"場合には，"誤認されるおそれがある写真には該当しない"ものとされているため，このような対応が必要となります.

・ホームページに経歴を掲載している場合，そこにスタディグループや臨床系学会の専門医資格が記載されているなど，広告可能な事項以外の事柄が表示されている可能性があります．ホームページ等については，一定の要件を満たした場合には広告可能な事項も掲載することができるとされているため，①電話番号やメールアドレスなどを示して，問い合わせ先を記載する，②自由診療の情報については，通常必要な費用，リスク・副作用 についての情報を記載することに注意すべきと思われます.

ネットパトロール

厚生労働省が外部の事業者に委託した「医療機関ネットパトロール」事業が平成29年8月24日から開始されており，ガイドラインに違反しているウェブサイトがないか，一般からの通報やキーワード検索などで探して，パトロールが行われています．そして，「違反あり」とされたウェブサイトについては，事業者から医療機関に改善を促す通知が送付

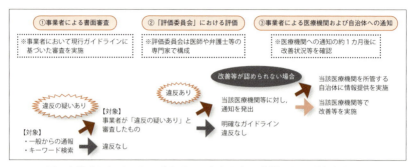

図 事業者におけるウェブサイトの審査から医療機関および自治体への通知までの流れ.「医療広告の監視指導体制強化について」(厚生労働省) より作成.

され，その後，改善されない場合には都道府県等に通知されることとなります(**図**).

　直近では，令和5年度に行われた「医療情報の提供内容等のあり方に関する検討会」でこの事業に関する報告がなされ，令和3年度3月段階までの状況が示されています．歯科は美容関係，がんと併せて違反数の多い医療分野と見られており，歯科医院のウェブサイトについて，厳しい目が注がれているということを認識しなければなりません(**表**)．

患者利便の内容を記載

　ホームページに掲載されている自由診療の金額をめぐって，患者とのトラブルとなる例は少なくない印象です．よく聞くと患者の勘違いであったり，患者が自分に都合のよい解釈をしていることが多いのですが，やはり，誤解が生じないように歯科医院側が努力することは，患者満足度を向上させる意味でも重要と思われます．その意味でも，医療広告ガイドラインを遵守することは有益と思われます．

　また，治療に対して過剰な期待を持たれることも，治療結果に対する不満・苦情が生じるリスクを増大させます．ホームページは"集患目的"が先に立つとは思いますが，患者のために"正確"かつ"誤解を生みにくい"情報を提供する，という視点から見直していただけると，広告規

表 ネットパトロールにおける医療分野・違反種類別の違反数（2022年3月31日時点）.

	違反種類								合計	サイト数	1サイト当たりの違反件数
	（1）内容が虚偽にわたる広告（虚偽広告）	（2）他の病院または診療所と比較して優良である旨の広告（比較優良広告）	（3）誇大な広告（誇大広告）	（4）公序良俗に反する内容の広告	（5）広告が可能とされていない事項の広告	（6）患者等の主観に基づく、治療等の内容または効果に関する体験談	（7）治療等の内容または効果について、患者等を誤認させるおそれがある治療等の前または後の写真等	（8）その他			
美容	50	47	115	0	1,917	68	262	126	2,585	450	5.7
歯科	25	21	83	0	307	24	94	15	569	131	4.3
がん	1	1	5	0	22	0	3	1	33	11	3
その他	10	12	67	0	514	19	47	10	679	255	2.7
合計	86	81	270	0	2,760	111	406	152	3,886	847	4.6

（「第20回 医療情報の提供等のあり方に関する検討会. 資料2-1 ネットパトロール事業について（令和3年度）」より）.

制にも違反していない，そしてトラブルの元にもならない"自院広告"に近づくように思われます.

1 医院運営・経営

Q 25 歯科医師賠償責任保険

私は大学病院に勤務しながら，知り合いの歯科医院でアルバイトを
しています．私個人で，治療に伴う何らかの賠償責任保険に加入す
る必要はあるのでしょうか．また，保険契約を切り替える際などに
注意すべきことはありますか．

　多くの先生方が歯科医師会や学会などを通じて，歯科医師賠償責任保
険に加入されていると思われますが，その内容を把握している先生方は
それほど多くないのではないでしょうか．ここでは歯科医師賠償責任保
険の概要と，その注意点を解説します[1]．

歯科医師賠償責任保険の基本的な仕組み

　歯科医師（含む勤務医）や補助者（歯科衛生士など）が治療の過程で，
何らかの過失（医療過誤）があって，患者に障害（傷害）結果が生じて
しまった場合には，歯科医師は，この損害を賠償する義務を負うことと
なります．この損害賠償義務を塡補するのが「歯科医師賠償責任保険」
です．この保険からは，責任の有無にかかわらず，患者からの請求に対
応するための費用（弁護士費用など）も支出されます．

　たとえば，左右の歯を間違えて抜歯してしまった場合には，それによ
って生じた損害を賠償する必要が生じます．これには慰謝料や欠損歯に
対する補綴治療の費用などが考えられ，これらを患者に支払った場合に
は保険会社から塡補されるのです．

　また，患者との交渉に難渋したり，患者に代理人として弁護士がつい

---

[1]……歯科医師賠償責任保険の中には，大手の保険会社が用意しているもの以外に，共済組
　合などが独自に設けているものもありますが，ここでは主として大手の保険会社を想定して
　解説します．

た場合や，裁判所に訴えられた場合には歯科医師側も弁護士を代理人として立てることになりますが，この弁護士費用も賠償責任保険で支払われます．

ただし，事故が起き患者から金銭の請求があったにもかかわらず，保険会社に報告せずに患者と交渉し，金額を決めて支払いをした場合や，保険会社の承認を得ずに代理人を立てた場合には，これらの費用は支払われないことがあります．保険を利用するのであれば，事故が起きた時点または金銭請求があった時点で，保険の代理店や歯科医師会・学会などを通じて保険会社に連絡し，所定の報告を行ってください．

院長・勤務医の注意点

院長は，院内で医療事故が起きた場合に保険が適用されるか確認しておくことが必要です．通常，診療所・病院ごとに保険に加入することになりますので，分院について保険に加入するのを忘れていた，ということがないよう，この機会に確認してみてはいかがでしょうか．

勤務医も，個人として保険に加入しておくのが安全です．治療を担当した勤務医のみに損害賠償請求がなされ，訴えられたときには，このような場合に備えた特約[2]が付されていないと，開設者が診療所・病院として加入している保険を使うことはできません．特に，アルバイトなどで複数の医療機関に勤務している場合には，すべての医療機関で万全の対策ができているか確認するのが難しいため，個人として加入しておくことが望ましいのです．

保険の解約について

閉院したり，後輩に歯科医院を譲る等の事情で歯科医師賠償責任保険を解約する場合には，注意が必要です．治療からある程度の時間が経過

※2……「勤務医包括特約」などの名称で用意されています．

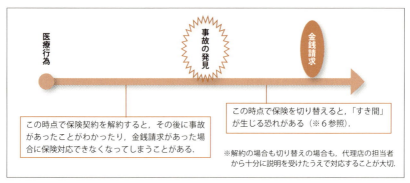

図　歯科医師賠償責任保険の解約時・切り替え時の注意点.

してから，医療事故が生じていたことがわかったり，患者から請求がなされる場合があり得ますが，すでに保険が解約されていると，補償の対象とならない恐れがあります．

ただし，保険期間終了後にこのような事態が発生しても，補償の対象となる制度[※3]が保険会社ごとに設けられていますので，解約する際は，こうした制度を利用することも検討されてはいかがでしょうか．

保険の切り替えの際の注意点

"どのような場合に補償されるのか"という内容が，保険会社ごとに微妙に異なっているため，保険会社を替える際には注意が必要です．

大きく分けると，①保険契約期間内に「金銭の請求」があったら補償がなされる保険会社[※4]と，②保険契約期間内に「医療事故を発見」したら補償がなされる保険会社[※5]があり，切り替えの仕方によっては，保険が適用されない"すき間"が生じてしまう場合があるのです[※6]．契約を切り替える際は，これらの注意点を考慮し，代理店の担当者から十

※3……「損害補償請求期間延長担保追加条項」や「廃業担保特約」などの名称で用意されています．
※4……大手保険会社としては損害保険ジャパン株式会社．
※5……大手保険会社としては東京海上日動火災保険株式会社や三井住友海上保険株式会社．

分な説明を受けることが必要です（**図**）.

適切な保険加入が必要

　保険を使えない場合，弁護士費用や示談金，第三者の歯科医師（大学教授等）から意見をもらう場合の謝礼などについても，すべて自ら支出することになってしまいます.

　保険適用の"すき間"が生じないよう，保険加入時，解約や契約の切り替え時，医療機関の開設時などの各段階で注意することが大切です.

※6……①の仕組みを採用しているＡ社の契約期間内に，下顎智歯抜歯を行って下歯槽神経麻痺を生じさせてしまい，その後，②の仕組みを採用しているＢ社に保険を切り替えたところ，数年後に患者から金銭の請求がなされた場合を想定してください．原則論から言えば，Ａ社の保険期間内には「金銭の請求」はされていないのでＡ社の保険を使うことができず，Ｂ社の保険期間内に「医療事故を発見」しているわけではないのでＢ社の保険も使えないことになってしまうのです.

1 医院運営・経営

Q26 入居中のビルが建て替えで，退去通告

22年前に現在のビルにテナントとして入居し，2度の契約更新を行って現在に至っています．2年前の10年更新時には何の問題もなく現状維持の条件で契約を更新しましたが，年初に突然「建て替えをするから，7月までに退去してほしい」との連絡を受けました．「期間満了時でなくとも解約は6カ月以上前であれば問題ない．契約書にもそのように書いてあるのだから，立退料的な金銭補償は一切ない」とのことですが，納得できません．

　賃貸人（大家）側によほどの理由（建物倒壊の危険や衛生環境の悪化等）がない限りは，何らの金銭補償もなく立ち退く必要はないと考えられます．賃貸人に建て替えが必要な理由を聞き，ある程度合理的な理由であれば，退去時期や立退料の金額を含めて交渉することになります．

借地借家法の定め

　借地借家法第28条は，「建物の賃貸人による第二十六条第一項の通知又は建物の賃貸借の解約の申入れは，建物の賃貸人及び賃借人（転借人を含む．以下この条において同じ．）が建物の使用を必要とする事情のほか，建物の賃貸借に関する従前の経過，建物の利用状況及び建物の現況並びに建物の賃貸人が建物の明渡しの条件として又は建物の明渡しと引換えに建物の貸借人に対して財産上の給付をする旨の申出をした場合におけるその申出を考慮して，正当の事由があると認められる場合でなければ，することができない」とあります．

　この条文は，"賃貸人が賃貸借契約を解約したり更新を拒絶したりするには「正当事由」が必要だ"と定めています．そして，「正当事由」があるか否かは，"賃貸人と賃借人の建物を必要とする事情や建物の現況などのさまざまな要素，立退料の額を総合的に考慮して決まる"と定

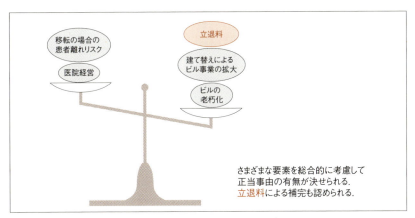

図 正当事由と立退料のイメージ図.

めているのです.

　たとえば，賃借人が建物を借りているが実際にはほとんど使っていない，ということであれば，賃借人側に建物が必要な事情は乏しいと言えるため，「正当事由」が否定される方向に傾きます．他方，建物が相当程度老朽化していて建て替えが望ましく，しかも，老朽化に至った原因が賃借人の使用方法にある等の事情があれば「正当事由」は肯定される方向に傾きます.

　その他，賃借人の賃料の不払いや無断増改築，近隣妨害行為等も「正当事由」が認められる方向のファクターになります.

　そして，"さまざまな要素を考慮して「正当事由」の有無を判断しても，それだけでは「正当事由」があるとは言えない場合に「立退料」で補完することができる"とされています（**図**）.

本件での正当事由の有無

　本件では，賃貸人は「建て替えするから退去してほしい」と述べているようです．しかし"建て替えしたい"といってもさまざまな状況が考えられますから，その状況に応じて正当事由が認められるか否かは異なります.

仮に，建物に倒壊の危険があるから建て替えが必須である，ということであれば，立退料なく「正当事由」は認められるでしょう．ただし，倒壊の危険を招いた原因が賃貸人の管理運営の不十分さにある場合には「正当事由」が否定される可能性はあります．

建物がさほど老朽化していない場合であっても，賃貸人が大型のビルに建て替えて，より高度の利用を行いたい，ということであれば，高額の立退料と引き換えに「正当事由」が認められるケースもあります．ですから，「正当事由」の有無を判断するには，賃貸人から"なぜ建て替えが必要なのか？"を具体的に示してもらい，"どの程度の立退料額を支払ってもらえるのか"を聞く必要があります．

立退料がゼロということであれば，賃貸人側によほどの事情がなければ「正当事由」は否定されるものと思われます．

立退料・退去時期

個別の事情によって立退料の金額は全く異なります．もっとも，移転費用や営業補償などが立退料の金額を算出するのに参考となるでしょう．

歯科医院の移転には，ユニットの移動や移転先の内装工事にも高額の費用がかかりますし，患者への案内を出す必要もあります．ケースによっては，場所の移転によって患者が離れるリスクもはらみます．また，移転の際に医療法人の定款変更や新しい診療所の開設許可など手続きが必要となるので，これに伴う費用も必要となります．

当然，工事や手続きに一定の期間も必要となるので，立退料の金額と併せて，退去時期についても交渉しなければなりません．

交渉が決裂した場合

交渉が決裂した場合，最終的には賃貸人から建物明け渡しを求める訴えを提起され，裁判が行われます．その裁判の中で，建物の老朽化の程度はどうか，お互いに建物を使用する必要性がどの程度か等を争います．

判決では「被告は，原告から〇〇万円の支払を受けるのと引き換えに，

原告に対し，「○○建物を明け渡せ」というように "立退料が支払われた場合には明け渡すべき" とされることもあるのが特徴です．

いずれにしても，（交渉が決裂する前に）立ち退きの話があった段階で，一度弁護士にご相談されることをお勧めします．

新しく賃貸借契約をするときの注意点

このような退去後であったり，あるいは新規開業のためには新しく賃貸借契約をすることになりますが，その際にはどんなことに注意すればよいのでしょうか．

まず，賃貸借契約には，原則として契約が更新される「普通賃貸借契約」と，契約の更新がされない「定期賃貸借契約」があります．

先に述べたように，普通賃貸借契約の場合，賃貸人（大家）が契約の更新を拒絶するなどの方法で賃借人（店子・テナント）を立ち退かせるためには，きわめて例外的な場合を除き，立退料を支払う必要が生じます．

他方，定期賃貸借契約は "契約の更新がないこと" が原則となっている契約ですから，賃貸人は契約期間満了のタイミングで，金銭的な負担をすることなく，賃借人に退去を求めることができます．ただし，定期賃貸借契約の場合には，その分，普通賃貸借契約と比較して賃料が安く設定されるのが通常です．

したがって，契約を締結する場合には，それが "普通賃貸借契約" か "定期賃貸借契約" かどうかの確認は，絶対に必要です．なお，東京・銀座などの "一等地" や大型商業施設などの "人気物件" では，定期賃貸借契約のみとしている物件もあるようです．

定期賃貸借契約への切り替えは慎重に

賃貸人側からみると，契約期間満了のタイミングで確実に立ち退かせることができるわけですから，定期賃貸借契約のほうがビルの建て替えなどの計画は立てやすくなります．そのため，賃借人を退去させたい時

表 普通賃貸借契約と定期賃貸借契約

	普通賃貸借契約	定期賃貸借契約
名称	「賃貸借契約書」または「普通賃貸借契約書」とされることが多い.	「定期賃貸借契約書」とされることが多い.
条項[*1]	契約期間満了の一定期間前までに申し出がない場合には、"同一条件で更新される" 旨が定められている.	「更新されない」と明記されている.
手続き		契約に先立って「更新がないこと」を説明した文書が交付される. 受領を確認する署名捺印が要求されたり、内容証明郵便で郵送されたりする[*2].

*1……「更新される」「更新されない」のどちらが記載されているか. 必ず確認してから署名捺印する.
*2……この手続きがなされなかった場合、「更新されない」という条項が無効となり、普通賃貸借契約になる. アパート・マンションの賃貸人になっている方は要注意.

（建て替えが予定されている場合など）には、いきなり退去を求めるのではなく、まず定期賃貸借契約への切り替えをお願いする、ということが行われています.

　安易にこれに応じてしまうと、一時的には賃料が下がるかもしれませんが、その後、立ち退きを求められた場合、移転費用の負担に苦しむことになりかねません. 仮に賃貸人から「定期賃貸借契約に切り替えてほしい」と言われても、簡単に応じたりせず、慎重に検討してください.

　なお、賃貸借契約の更新の際に、賃貸人から何も説明されず定期賃貸借契約の契約書を渡されて、よく読まずに捺印してしまった、というケースもあると聞いていますので、ご注意ください.

居抜き・事業譲渡について

　自ら立ち退きをする場合に "居抜き" で他の歯科医師に引き継ぐというケースも少なくありません. 立ち退く歯科医師にとっては原状回復費用を節約することができますし、内装や設備等を新たに入居する歯科医

師に購入してもらえる可能性もあります．新たに入居する歯科医師にとっても，内装・設備を一から用意するよりは費用を抑えることができます．賃貸人にとっても，間を置かずに新賃借人から賃料収入を得られ，賃借人の募集を行う費用も省けるので，それぞれメリットがあります．

また，"内装・設備をそのままに引き継ぐ"というだけでなく，"歯科医院としての事業"を譲渡して[※1]，通院患者も引き継ぎ，保険診療を継続させる手続き[※2]が行われるケースもあります．患者数や売上額などを考慮した金額で事業譲渡される場合もありますし，金銭のやり取りなく後継者に譲られる，という場合もあるようです．

親子間での承継の場合はともかく，その他のケースであれば，"お互いに，どこまでの責任を負うのか"契約書や覚書等を交わして明確にすることが大切です．

たとえば，譲り渡して間もなくユニットに不具合が生じた場合，譲り渡した側からすれば"譲り受けた歯科医師が，自分で修理するなり廃棄するなりしてほしい"という話になるでしょうし，譲り受けた側からすれば"譲り渡した歯科医師は，ユニットが壊れていることを隠して購入させたのではないか，廃棄費用をこちらに負担させたのではないか"等と疑心暗鬼になるかもしれません．ですから，契約書等に"現状有姿で譲り渡し，不具合があっても譲り渡した側は一切責任は負わない"旨を明記し，必要があれば，事前に譲り受ける側が内装・設備の状態をチェックする機会を設けるなど，後々のトラブルを回避するための段取り・工夫を行うことが必要です．

※1……正確には「事業譲渡」ではなく，医療機関の廃止と新規開設や，医療法人の社員と理事長の変更といった手続きによって行われます．
※2……保険医療機関の指定期日の遡及．

<参考文献>
1）稲本洋之助，澤野順彦編：コンメンタール借地借家法 第3版．日本評論社，東京，2010．

1 医院運営・経営

Q27 医療紛争におけるカルテの扱い方

治療をめぐって医療紛争になったとき，カルテが重要な意味をもつと聞いたことがあります．これまではなるべくシンプルに要点だけを書くようにしてきましたが，患者さんとのやりとりでトラブルになりそうに思えるときなど，治療内容だけではなく，何か書き足しておいたほうがよいのでしょうか．

診療録の書き方

　医療紛争専門の弁護士の立場からすれば，なるべく詳細に，しかも（手書きの場合は）読める字で書いてほしい，ということに尽きます．

　医科と比べて，歯科医院では記録化の意識が乏しいように感じます．たとえば，親知らずの抜歯の際に神経損傷等の危険性があることを患者に説明し，そのうえで抜歯の同意書をとっている歯科医院がどれほどあるでしょうか．同意書を逐一とることに抵抗があるのであれば，説明した内容を毎回，診療録に具体的に記載していただきたいのです．説明の際に手書きのメモや治療計画説明の書面等を作成した場合には，必ず控えを残して，診療録とともに保存してください．

　歯科に関する紛争では，患者から「こんな説明は受けていなかった！」（セラミックのクラウンについて，「欠ける可能性がある」との説明はされなかった）や「こうしてほしいと明確に言ったのに！」（「連結冠だけは入れ歯みたいだから絶対にやめてほしい」と初診の時に強く言ったのに連結冠にされた）などの"言った，言わない"論争が多い印象があります．

　説明したにもかかわらず「説明されていない」と訴える患者に対しては，診療録に「表を見せながらクラウンの各素材の長所・短所を説明．セラミックを希望された」などの記載があれば，明確な物証になります．

III．学校では教えてくれない⁈　歯科医院の法律相談Q＆A　　　*187*

　また，患者の主訴や希望等が詳細に記載されているにもかかわらず，問題となっている発言「連結冠だけは絶対にやめてほしい」が記載されていないのであれば，そのような発言はなかったのであろう，と推認されることになります．もちろん説明だけでなく，処置について「根尖が彎曲しているため，リーマー・ファイルの破折に注意しながら根管拡大を行った」等と記載することも有意義と思われます．

　加えて，患者から暴言等があった場合に，これをそのまま具体的に（方言を用いていたのであれば，方言のまま）記載しておくことによって，診療をお断りする際の資料に用いられる可能性もあります[1]．詳細な記載（患者の性格や態度等も含む）は，診療当時に何が行われ，何が行われなかったかを記録するものであり，必要なものです[2]．

　また，手書きの場合は読みやすいように丁寧な字で記載してください．歯科医師が亡くなった後に，生前の診療に医療過誤があったとして遺族が金銭請求または訴訟提起される，というケースもあります．このような場合，詳細かつ丁寧に記載された 診療録だけが遺された者を救い，自らの名誉を守る命綱となります．

　なお，診療録に後から加筆・修正を行う場合には，"改ざんした"との誹りを免れるために，加筆・修正した者の氏名とその日時を併せて記載しておくことも大事です．

診療録の保存

　これは基本的事項ですが，医院の管理者（院長）は，一連の診療の完結の日から5年間，診療録を保存しなければなりません（歯科医師法第23条第2項，保険医療機関及び保険医療養担当規則第9条）．

　もっとも，診療録の記載が身を守る最大の武器であることに鑑みれば，

---

[1]……患者からスタッフに暴言やハラスメント発言がある場合，スタッフに我慢をさせて診療を続けさせることは労働問題につながる可能性がありますし，離職につながる恐れもあります．

[2]……歯科医師法施行規則第22条には診療録の記載事項が列挙されていますが，それ以外に歯科医師が必要と認めた事項も記載することが可能です．

診療情報開示請求書

○○歯科医院　御中　　　　　　　　　　　　　　　　年　月　日

（ふりがな）

氏名　＿＿＿＿＿＿＿＿＿＿＿＿＿＿＿　㊞

住所又は居所

〒　　　　　　　　　　　TEL　（　）

下記のとおり診療記録の写しの交付を請求します．
貴院所定の手数料を負担いたします．

記

1　写しの交付を請求する診療記録（具体的に記載してください）．

診療録

2　本人確認等

ア	開示請求者　□本人　□法定代理人
イ	請求者本人確認書類 □運転免許証　□健康保険被保険者証　□住民基本台帳カード（住所記載のあるもの）　□在留カード，特別永住者証明書又はこれらの書類とみなされる外国人登録証明書 □その他（　　　　　　） ※請求書を送付して請求をする場合には，加えて住民票の写しを添付してください．
ウ	本人の状況等（法定代理人が請求する場合にのみ記載してください）． （ア）本人の状況　□未成年者（　　年　　月　　日生）□成年被後見人 （ふりがな） （イ）本人の氏名＿＿＿＿＿＿＿＿＿＿＿＿＿＿＿＿＿＿＿＿ （ウ）本人の住所又は居所＿＿＿＿＿＿＿＿＿＿＿＿＿＿＿＿＿ ※診療情報の開示について本人または他方の法定代理人の意思を確認する場合があります．
エ	法定代理人が請求する場合，次のいずれかの書類を提示又は提出してください． 　　請求資格確認書類　□戸籍謄本（未成年者の場合） 　　　　　　　　　　　□登記事項証明書（成年被後見人の場合） 　　　　　　　　　　　□その他（　　　　　　　　　　　）

図　診療録等開示請求書の一例．

少なくとも消滅時効期間の経過する10年間は保存すべきと思われます．火災や震災，津波等で診療録が消失した場合はやむを得ないため，保存義務違反にはあたりませんが，そのような場合でも消失した旨を届け出なければなりません[※3]．

　先生方がお亡くなりになって歯科医院を閉院する場合，遺族に診療録の保存義務は相続されませんが，遺族の自宅での適切な管理も難しいこ

とに鑑みれば，保健所等に相談して指導を仰ぐべきです．

診療録の開示請求

　診療録の開示請求は，個人情報保護法または患者との診療契約に基づいて，開示に応じるべきとされています．そこで，患者・家族等から開示請求があった場合には，所定の開示請求書（**図**）に記載をしてもらい，本人確認を行ったうえで，診療録のコピーを行い，手数料の支払いと引き換え[※4]にコピーをお渡しする方法が適当です．

　業務が忙しく即時に対応できない場合には，郵送代も手数料に含めて請求し，後日，送付しても構いません．エックス線をフィルムで保管している場合には，専門業者に依頼して複製してもらう必要があるため，業者から複製費用や送料等の見積もりをとり，当該費用を手数料に含めて開示請求者に請求します．

　いずれにしても，診療録の開示請求には粛々と対応してください．抵抗したところで特にメリットがあるわけではありません．むしろ"何か隠していることがある"との疑念を生み，証拠保全[※5]という裁判所が行う診療録等の証拠調べの手続きを誘発する危険性が高くなるだけです．

　診療録の開示請求への対応については，今日からでも院内に開示請求書を備え，手数料の金額を設定し，スタッフに対応方法を指導して，画一的に応じることができるようにしてください．

※3……昭和26年3月20日医収第172号新潟県知事あて厚生省医務局長回答では「自己の責に基かない事由による亡失は，保存義務違反の違法性を阻却するものと解すべきであろう．但し，この場合においても，その旨の届出をなさしめるよう指導願いたい」としています．どこに届け出るべきであるかについては明示的ではありません．

※4……実費を勘案した手数料を請求することができます．コピー代や業務を行うスタッフの人件費，送料等を考慮して手数料を各歯科医院において決定いたします．

※5……通常，休診日以外の平日の昼休みに行われることが多く，行われる1時間ほど前に書記官がやってきて，これから証拠保全を行うと通知されます．その後，裁判官，書記官，申立代理人弁護士，カメラマン等がやってきてカルテを撮影またはコピーして帰ります．

<参考文献>

1）社会歯科学会編著：歯科六法コンメンタール〔第3版〕．ヒョーロン・パブリッシャーズ，東京，2024．

2）平沼直人編著：医療機関のトラブルＱ＆Ａ．労災保険情報センター，東京，2016．

1 医院運営・経営

Q28 カルテへの追記と改ざん

治療終了後，患者から治療内容や事前の説明について苦言を呈され，カルテのコピーがほしいと言われています．適切に説明したことは事実なので，「事前の説明を行った」と追記したうえで提出したいと考えています．また，カルテには患者について「細かい人だから，気をつける」と記載されているため，その文言を削除してから開示したいのですが……．

　前項でご説明したとおり，カルテは歯科医師法上，5年間の保存義務が定められており，開示を求められた場合には，個人情報保護法上，これに応じなければなりません．また，カルテは診療を行うたびに遅滞なく作成すべき，とされています．

　ここでは，裁判で"カルテに後からまとめて追記した疑いが払拭できない"と判断されてしまった事案を紹介します．

東京地裁平成15年7月10日判決

　患者は，矯正歯科医院で平成10年2月から平成11年11月にかけて動的矯正治療を受け，その後，平成14年1月まで舌側に固定式の保定装置を装着していたところ，上顎左右の中切歯と側切歯にう蝕が生じました．

　そこで患者は，「う蝕が生じたのは歯科医師のブラッシング指導が不十分であったから」として損害賠償を請求したのです．

　裁判所は，"舌側に固定式保定装置を装着する際には，装置の周辺部分は歯垢がたまりやすく虫歯になりやすいことを十分に説明したうえで，その部分について，動的矯正期間よりも一層丹念にブラッシングを行わなければならないことを十分に指導すべき義務があった"として，歯科医師の責任（歯科医師の指導が不十分だったせいで虫歯ができた）を認

めたのです.

　この裁判例では, 歯科医師は平成10年3月頃に, 複雑な矯正装置を装着する場合, 歯の清掃を怠ると虫歯等の原因となることなどが記載されたパンフレットを渡したり, 矯正装置を装着した歯の模型を使って歯ブラシの使い方を教える等, 指導を行っていました. また, 保定期間に入った後も, 今までと変わらず歯磨きをするように, と指導していました. それにもかかわらず, 裁判では“不十分”と認定されたのです.

　保定期間が始まって以降, カルテには毎回「Br」と記載されており, 歯科医師は「このBrはブラッシング指導を意味しており, 毎回指導を行っていた」と主張しました. しかし, 裁判所からは, その都度記載されたにしては不自然な面があることなどを指摘され, 後からまとめて追記したものであるという疑いを払拭できず, 信用することができない, と断じられてしまいました.

　この「Br」の記載が“カルテの改ざん”と捉えられて, 裁判所の印象を悪くした可能性は非常に高いと思われます. この記載がなければ裁判の結果は変わっていたかもしれません. 判決は新聞報道もされ, “ブラッシング指導が不十分で虫歯ができると歯科医師の責任になるのか”と多くの歯科医師に衝撃を与えました.

＊

　患者から何らかの責任追及をされたとしても, 遡ってカルテに加筆することはしないようにしてください. 決して得策ではありません.

　その時点で記憶を整理してまとめておきたい, ということであれば, 後から追記したことがわかるように記載してください. “その都度, 記載していました”という体裁で追記したことが明らかになると“カルテを改ざんした”との疑いをかけられることになります.

患者の人となりに関する記載

　逆に, 歯科医師の先生方が削除したくなる記載として, 患者の人となりに関する文言があります. たとえば, 「この患者は細かく神経質なの

表 カルテの記載・開示にあたって留意すべき点

カルテ記録の際	・開示の可能性があることを認識する（患者はレセプトの開示請求も可能） ・患者の人となりに関する記載等について，筆者は，治療上または医療管理の観点から，必要であれば記載すべきと考える（要求されたら，堂々と開示すべきと考える）．
カルテに対する追記	・後日，追記する際には，追記した日付も記入する． ・（当然だが）改ざんしない，疑われるようなこともしない．
カルテ開示の際	・カルテ開示の希望については，粛々と対応する． ・その場でコピーを渡さなければならないわけではなく，後日，手数料*と引き換えにカルテや画像のコピーを交付する方法でも構わない．

*カルテ開示の際は，実費（コピー代，スタッフの人件費，送料，エックス線フィルムを専門業者に複製してもらう場合の費用など）を勘案した手数料を請求することができる．金額は各歯科医院で設定．

で要注意」「指導したことをすぐに忘れるから，何度も注意する」などの記載を残したまま患者に開示すると，患者との関係が悪化する恐れがあることを懸念するのです．

　先生方がこのような記載を削除したいと考える気持ちはよくわかりますが，決して削除などしないでください．患者の人となりや性格に関する記載は，歯科医師やスタッフが，その患者に苦労して対応してきた努力の経過を示す証拠となるのです．

カルテはそのまま開示するのが当然の時代

　そのほか，カルテを紛失してしまったために，患者にカルテに基づいた説明を行う義務を果たせなかったとして，慰謝料が認められた事例もあります[※1]．

現在は，"患者からカルテの開示を求められた場合には，粛々と応じるのが普通"という時代です．開示に抵抗すると，隠蔽や改ざんをしようとしているのではないかと疑われ，全く得策ではありません．私も，記載が不十分であったり，患者に見せたくない記載があったり，本来請求できないはずの保険点数を取っているなど，さまざまな"そのまま開示したくない理由"を打ち明けられたことがあります．やはり，最初から"開示するのが当たり前"という認識のもとにカルテを作成していただくのが，もしもの際にも堂々と安心して対応できる基本です．

※１……大阪地裁平成20年２月21日判決（判タ1318号173頁）．重い障害の残った特殊な症例ですが，歯科口腔外科での事例です．

1 医院運営・経営

Q29 説明義務
提案・説明した当日に治療を行うケース

当院では，自由診療を検討している方に対しては，治療費と治療内容についての同意書をもらうことにしています．治療に関する提案・説明を行った当日に同意書をもらい，そのまま自費の治療を行うというケースもまれにはありますが，それは問題ないでしょうか．

　治療を行うにあたって，事前の説明義務があることは，すでにご承知のことと思われます．説明すべき内容については**表**に示すとおりです．

　原則的には，治療に関する説明は事前に行ってさえいればよく，治療当日に説明を行ったとしても通常は問題ありません．ただし，自由診療，特に審美性の向上を目的とした治療について厳しい判断をした裁判例がありますので，ご紹介します．

大阪地裁平成30年2月28日判決 （医療判例解説73号140頁）

　保険診療による治療を希望している当時70歳の女性の患者に対し，う蝕部分を削合した後，歯科衛生士から「保険での治療も可能だが，前歯で目立つ場所であるため，耐久性や色などを気にして自由診療を選択する人が増えている」等として，自由診療のインレーで使用される材料の性質等について，カタログを見せながら5分程度の説明を行いました．

　この説明を受けて，患者は自由診療でできる中で最も安い材料を選択し，「治療同意および治療費支払契約書」に署名しました．そして，その日のうちに，「グラディア充填」や「ピュアインレーの装着」といった自由診療による治療が行われました．患者は，次の治療の際に18万2,520円のうち10万円を支払いました．

　ところが，治療の内容や説明に不満があったとして，説明義務違反な

Ⅲ．学校では教えてくれない?! 歯科医院の法律相談Q&A　　*195*

表　説明内容と注意事項

患者に対する説明内容	注意事項等
・診断の内容（病名と病状） ・予定している治療法の概要と目的・方法 ・治療の危険性 ・副作用の可能性 ・代替できる治療法の有無・内容 ・放置した場合の転帰 　　　　　　　　　　……など	・患者が不要と述べている場合でも，簡単には説明する．付き添っている人がいる場合には，その人に説明する． ・自由診療を行う際（特に説明した当日に自由診療を行う場合）には丁寧に説明する． ・症状や治療ごとに説明文書を作成しておき，交付する，という方法は有効． ・説明内容についてもカルテに記載する．

どを主張して，歯科医院に対して慰謝料等を請求する訴えを提起したのです．

　この事案に対する判決で，裁判所は，

①　今回の自由診療が審美性の向上等を目的とするものであったこと

②　保険診療による治療も可能であったこと

③　患者は保険診療の範囲内での治療を明確に希望していたこと

④　当該患者は70歳で無職であり，それまでに審美性のみの観点から自由診療を受けたことがなかったこと

⑤　歯科衛生士による説明は，患者をチェアに座らせたまま，自由診療の利点のみが記載されたカタログを見せながら5分程度行われたにすぎないこと

⑥　この歯科医院では，歯科衛生士に対して，強要してはいけないが，患者のためにも自分たちのためにもなるから，なるべく自由診療を選択してもらうことが望ましい，と指導していたこと

⑦　患者は同意書に署名したが，それは断りにくい状況であると感じてのことであった，と認められること

といった理由から，説明義務違反を認めました．そして，患者が支払った10万円と慰謝料額20万円等の合計33万円を損害として認めました．

保険の範囲内での治療を希望している患者に対して自由診療の説明・勧奨を行ったところ，患者が自由診療の申し込みをした，という状況はどの歯科医院でも起こり得ると思われます．そのため，特に治療当日に自由診療を行うことが決まった場合には，治療後にトラブルにならないよう，ましてや裁判になどならないよう，丁寧な説明を心がけ，患者が本当に納得したうえで自由診療の申し込みをしているのか，慎重に見極めるべきと思われます．

即日施術で留意すること

歯科における自由診療は，保険診療と比べて審美面において優れたものが多くあります．ところが，審美目的の自由診療とみられた場合，裁判所の判断は厳しくなりがちです．特に，審美目的の自由診療を提案したその日に行うという場合には，説明はよほど慎重に行わなければならないと言えます．

東京地裁平成28年4月28日判決（判時2319号49頁）は，「患者に当該医療行為を提案したその日のうちにこれを実施するという，いわゆる即日施術については，それ自体が直ちに違法と評価されるわけではないものの，時間的な余裕がないことから，必要な説明及び配慮が尽くされていないことが少なくない」とまで言っており，説明が十分か否か「通常よりも厳格に評価する」としているのです．

なお，美容医療の事例ですが，施術当日にキャンセルした場合には治療費が100％かかるとの規定がある場合には，その当日に適切な説明を行ったとしても，説明義務違反になる，との判決もあります（東京地裁平成25年2月7日判決，判タ1329号210頁）．

説明は事前にしておくことが原則

このように，自由診療についての提案は当日ではなく，事前に提案・説明しておくことが大切です．そして，事前に提案・説明したのであれば，同意書についても事前にもらっておくべきです．同意書の日付が治

療当日では，治療当日に提案・説明した，との誤解を与えかねません．

　さまざまな事情からやむを得ず，提案・説明した当日に治療を行う場合には，慎重に説明することを心がけてください．そして，治療後で結構ですから，どのような説明をして，どのような返答があって処置に至ったのか，その日のうちに，いつもより丁寧にカルテに記載しておいてください．

1 医院運営・経営

Q30 同意書を整える①
智歯抜歯

私は歯科大学附属病院の口腔外科に勤務し，また週1で個人開設の歯科医院でアルバイトもしています．アルバイト先では智歯抜歯等の小手術を担当していますが，患者からの同意書が用意されておらず，院長も他の勤務医も同意書を取っていません．仕方なく自分で同意書を作成しましたが，記載事項として十分か不安です．そもそも同意書を得ていると，どのようなメリットがあるのでしょうか．

　手術に関する同意書の効果については，意外にも多くの先生方が理解されていません．そのためか，いまだに多くの歯科医院では同意書なしで手術を行っており，患者からの「適切な説明がなかった」等の苦情に対して無防備でいます．また，同意書を用意している歯科医院でも，時宜に適った対応を図るためには定期的な見直しが必要となります．

　ここでは，ご質問である智歯抜歯小手術の同意書について解説します．普段から医院で使用している同意書がある場合は，本項を参考に記載事項や内容をよく見直してください．

智歯抜歯についての判決

　近時，智歯抜歯の説明義務について，かなり厳しい内容の判決（東京地裁平成29年3月23日判決，判タ1452号229頁）がなされました．

　患者は当時35歳の東京在住の女性で，ボランティア活動のため一時的に他県に滞在していました．3日前から左下の歯に痛みを感じていたため，滞在中の県内にある歯科医院を知人の紹介で受診しました．歯科医師が，問診，口腔内の視診，エックス線検査を行ったところ，左下智歯が半埋伏であり，対合歯はないこと，軽度ではあるが智歯周囲炎を発症していることが確認されました．そこで，患者に病状を説明し，抜歯を勧め，その日のうちに智歯抜歯を行いました．その結果，患者は舌神

経を損傷し，舌の知覚・味覚に後遺障害が残りました．

　以上の事案について，裁判所は「抜歯以外の鎮痛剤・消炎剤等の投薬による本件智歯の保存という選択肢があること及び抜歯に伴い舌神経の損傷による知覚・味覚障害のリスクがあることについて」説明することを怠ったために，患者が後遺障害を負ったと認定し，歯科医師に約530万円の支払いを命じる判決を下しました．

　なお，この判決では，抜歯の適応の判断は不適切ではなく，抜歯の手技自体も不適切ではなかった，と認定されています．

同意書のアップデート

　歯科医院での智歯抜歯に際して行う説明の実態を考えると，上記の判決はかなり厳しいものだと感じます[※1]．神経を損傷することだけではなく，舌神経損傷によって，舌の知覚や味覚の障害が生じる可能性があることまで記載された同意書を使用している歯科医院は少ないと思われますし[※2]，他の治療方法として鎮痛剤・消炎剤の投与があることを記載した同意書を使用している歯科医院は，さらに少ないように思います．

　実際，下顎孔伝達麻酔によって舌神経の損傷が生じた事案において，「常に舌神経損傷のおそれについて説明を必要とすれば，かえって患者に過度な精神的不安感を抱かせる結果となるし，説明をしても患者の同意が得られないとは考え難い」として，舌神経損傷のリスクを説明する義務が否定された判決もあります（東京地裁令和2年11月30日判決，D1-Law）．

　また，「抜歯手術や破折した残根の摘出手術によって舌神経を損傷する可能性があり，舌神経麻痺といった後遺障害が生じる危険があること

※1……"合併症の説明があって，鎮痛剤・消炎剤の使用が提案されていれば，患者はそちらを選んだはずだ．だから舌神経を損傷して，知覚・味覚の麻痺という後遺障害が残ったのは，歯科医師の説明が不十分だったせいである"という裁判所の因果関係についての判断にも疑問が残ります．"鎮痛剤・消炎剤の処方を受けるという姑息的な治療を選んだ可能性が高い"と判断する根拠は乏しいように思われます．

※2……この判決でも，「慣行として一定数の医療機関において当該合併症について説明されていない」可能性は示唆されていますが，慣行に従った説明をしさえすれば，ただちに説明義務を果たしたということになるわけではない，と断じています．

・抜歯をする部位とその方法
・抜歯をせずに経過を観察する，という選択肢があること．その場合のリスク（鎮痛剤・消炎剤で対応したとしても，炎症・疼痛は再発する可能性があること，う蝕が進行する可能性があること，など）
・抜歯をすると，腫れや痛み，隣在歯・周囲組織の損傷，開口障害や出血，感染，しびれや味覚障害が生じる場合があること
・ドライソケットとなり，治癒が長引く場合もあること
・神経（下歯槽神経・舌神経）を損傷することで，下口唇・オトガイ部・舌の知覚や味覚に異常が生じる場合があること．後遺障害になることもあり得ること
・上顎洞と口腔が交通する可能性があること．上顎洞炎が生じる可能性があること
・多量出血の可能性もあること
・注意事項（止血や食事，薬，飲酒，歯磨き，鼻をかむ，くしゃみ，うがいの仕方など）

図 智歯抜歯の同意書に記載しておくことを推奨する項目.

をそれぞれ説明する義務がある」と患者が主張した事案において，「一般的な下顎智歯の抜去の際の偶発症としての下歯槽神経麻痺についての説明を超えて，原告が主張する歯根破折の可能性やその場合の摘出手術や後遺障害についてまで，術前に説明する義務があったとは認められない」と判断した判決もあります（東京地裁令和3年10月14日判決，D1-Law）．

"これを記載しておけば大丈夫"と保証するものではありませんが，上記の判決も踏まえて"智歯抜歯の同意書に記載しておくことを推奨する項目"を**図**に列挙しました．不足する部分があれば，ご自身が使用されている同意書に加筆してください．

同意書の効果

限られた診療時間の中で，智歯抜歯を行う全患者に対してすべての合

併症とその内容を口頭で逐一説明していくのは，現実的ではありません．また，患者がすべての説明を覚えているわけではないため，口頭での説明だけでは，「言った，言わない」の水掛け論は避けられません．

そこで同意書があると，①裁判に際して"患者に説明したことを証明できる"だけではなく，②写しを渡しておけば，"患者に説明内容を把握してもらえるため，トラブルになること自体"を防止できます．また，③それほど強調する必要はない事項（むしろ強調しすぎると誤った方向に患者を誘導してしまう事項）も，同意書に記載しておけば，口頭で説明しなくても，"一応の説明はしたこと"となります．

もちろん，適応の判断を誤ったり，抜歯の手技自体に過失があった場合は，そのミスによる責任が免除されるわけではありませんが，説明したか否かという点については，"同意書の存在は多くの場合，決定的"です．

同意書を使用していない先生は積極的な導入を，使用している先生は定期的な見直しを，強く推奨します．

1 医院運営・経営

Q31 同意書を整える②
補綴治療

個人開業している歯科医師です．補綴治療を中心に，保険診療だけではなく，自費の治療もそれなりに行っています．また，難易度の高い外科治療はすべて近くにある口腔外科の得意な歯科医院に依頼しています．難しい外科処置を行わない当院でも，同意書は必要なのでしょうか．治療前に何か書面にしておいたほうがよいことはありますか．

　私は，歯科医療に関する医療事件を代理人として数多く取り扱っていますが，治療行為についての同意書が記録化されているケースは多くないように思われます．特に，口腔外科領域ほど危険性が高くない補綴治療では，同意書が作成されることは非常に少ないように感じます．

　しかし，外科処置以外でも，治療すること自体についての同意の有無や，料金について承諾の有無が問題となるケースは少なくありません．こうした場合，厳密な意味では「同意書」といえないのかもしれませんが，意外にも「見積書」が先生方を助けるのです．

見積書の効果

　治療に伴うリスクや注意事項などが詳細に記載された同意書が作成されていない場合でも，自費治療の場合には，見積書が作成されていることが少なくありません．そして，これが最低限の同意書の役割を果たしていることがあります．

　私の拝見している限りですが，見積書[1]には，治療内容と金額が記載されており，患者の署名欄と署名した日付を記載する欄があることも

※1……「見積書」ではなく「契約書」や「治療計画書」等のタイトルが付けられているものもあります．

Ⅲ．学校では教えてくれない?! 歯科医院の法律相談Q＆A　　*203*

見　積　書

年　月　日

＿＿＿＿＿＿＿＿＿＿＿殿

　貴殿の自費治療に関しまして、下記のとおり見積いたします。
　なお、治療の内容や治療費に変更が生じる場合には、事前にご相談いたしますのでご承知
おきください。

記

【部位】

【材料】

右上　　左上

右下　　左下

【治療費明細】

品　名	数	単　価	金　額
		円	円
		円	円
		円	円
消　費　税			円
合　計			円

歯科医院名＿＿＿＿＿＿＿＿＿＿＿＿＿＿＿

歯科医師名＿＿＿＿＿＿＿＿＿＿＿＿㊞

図　見積書の一例.

あります．治療内容としては，治療部位と補綴内容等の簡単な記載がな
されていることが多いように感じます（**図**）．おそらく，先生方が見積
書を作成する動機としては，料金を明確にしたい，という意図があるの
だろうと思われます．

料金を明確化するという点について，見積書の作成は非常に有益です．患者から治療後に「そんなにお金がかかるとは思わなかった」「説明されていない」と，支払いを拒まれることも防ぐことができます．

また，高齢の患者から治療費を受け取った後に，その親族から「老人をだまして高額な治療を受けさせるなんて」と抗議を受けるようなケースも増えてきていますが，ご家族への説明の際に資料として使うこともできますし，治療費を払わずに来院しなくなってしまった患者に対して，治療費を請求する際に重要な資料となります．

見積書の同意書的な効果

トラブルになった際，患者から「無断で○○をされた」「勝手にやられた」等と訴えられるケースは，先生方が思っている以上に多いように感じます．

「Q29　説明義務：提案・説明した当日に治療を行うケース」（194頁）で，東京地裁平成28年4月28日判決と大阪地裁平成30年2月28日判決を紹介しましたが，前者は，患者に当該医療行為を提案したその日のうちにこれを実施するという，いわゆる即日施術については，説明が十分か否か「通常よりも厳格に評価する」と断言しており，後者は，自費のインレーを提案した当日に装着したところ，説明義務違反が認められてしまった，という判決でした．

対応策としては，"事前に見積書を渡して検討してもらい，次回診療までに（余白で結構ですので）署名をしてきてもらって，それから治療を行う"という対応にすることです．これだけで，トラブルを相当減らすことができると考えられます．

見積書には（簡潔にですが）治療の内容が書いてあります．ですから，遅くとも見積書を示した時点では，その治療を提案している，といえます．また，見積書に署名をもらった時点で，"その治療を行う"ということについて同意を得ていた，と立証もできるのです．

保険診療での見積書の書式の活用

　「無断で○○された」等との訴えが起こるのは，むしろ保険診療のほうが多いかもしれません．代表例としては，「無断で前歯3本の歯を削り取られた（支台歯形成をされた）」という訴訟（東京地裁平成12年7月28日判決）が挙げられます．私自身，同様の訴えに接した経験もあります．

　このような場合，たとえば見積書の書式をそのまま利用し，治療内容欄に「右上3番から6番までの歯をブリッジ」等と記載し，金額欄に「保険」と記載した書類を交付して，次回診療時に署名して持ってきてもらえば，さほど手間をかけずに記録に残すことが可能となります．保険診療でも金額が高額（たとえば1回の支払いが1万円以上）になりそうな場合に は，簡単な書類を用意したほうが安全でしょう．

　保険診療においては，書面で記録に残すということ自体がおろそかにされています．そういう状況ではあるものの，簡単な方法で結構ですから，なるべく書類の作成を検討していただければと思います．その1つの方法として，自費治療で用いている見積書の書式を，そのまま利用することをご提案します．見積書は，金銭関係を明確にするという以外にも，簡易な最低限の同意書としての効果があることを知っていただき，積極的に活用してくだされば幸いです．

1 医院運営・経営

Q 32 | 同意書を整える③
インプラント

開業歯科医院に勤務していますが，インプラント科出身のため，インプラント治療を主に担当しています．治療に際しては，大学病院で使用していた同意書をもとに作成したものを使用していますが，特に気をつけるべきことはあるでしょうか．また，同意書以外に用意する書類はありますか．

　私自身，インプラント治療に関する紛争を数多く経験しておりますし，公刊されている判例雑誌に掲載されているものだけでも同治療に関する判決は数多くあります．数を確認したわけではありませんが，（たとえば神経損傷のリスクなどを）事前に適切に説明したか否かが問題とならない事案のほうが少ないと感じられるほど，インプラント治療についての説明不足が問題視されています．

　また，"患者が上部構造の費用を支払ってくれない""オーバーデンチャーを装着したところ「私はインプラントを入れてほしいと頼んだが，入れ歯を入れてくれとは頼んでいない」と言われてしまった"など，費用や治療計画についてのトラブルも散見されます．さらに，2年以上メインテナンスに来院しなかった患者から「インプラントの保証が効かないのはおかしい！」と激昂された等のトラブルも耳にします．そのため，

① 種々の説明を記載した同意書
② 治療計画と費用を記載した見積書（契約書）
③ 保証制度を設けている場合には，保証となる期間や条件を記載した保証書

の3つは用意するのが望ましいと言えます（**表**）．

説明義務違反を認定された判決

　大阪地裁平成15年1月27日判決は，おおむね次のように述べていま

表 各書類に記載するのが望ましい事項

① 同意書

- ほかに選択可能な治療法（ブリッジや義歯）があること，その違いについて
- 骨結合しない可能性や，事後的に破折や動揺が生じる可能性
- 喫煙，ブラキシズム等が不利になること
- 医科疾患，処方薬を正確に情報提供すべきこと（MRONJのリスク等）
- 神経損傷の可能性，その場合の症状
- 上顎洞炎等の炎症の可能性
- メインテナンスが必要になること，費用がかかること
- 一生涯の使用が保証されるものではないこと
- 治療法（1回法，即時荷重，オールオン4，骨造成，フラップレス手術など）に応じた説明リスク

② 見積書（契約書）	③ 保証書（保証制度を設ける場合）
・治療計画の内容（インプラントの埋入位置，上部構造の設計など） ・金額	・保証の内容 ・保証期間（いつから何年間） ・保証の条件（メインテナンスの必要性など）

す．「インプラント治療は，咀嚼面や審美面で長所を有している一方，治療が不成功に終わったり，合併症を生じる可能性があるなどの短所があり，その上，必要性，緊急性のある治療でもないから，歯科医師はインプラント治療を実施するに当たっては，治療が不成功に終わったり，合併症を生じる可能性があることなどを説明し，さらに，当該患者について，インプラント治療の成功確率を下げるような消極的要因がある場合には，当該要因についても十分説明した上で，成功の可能性とリスクについて具体的な説明を行うべき義務を負っている」．

　この判決では，合計6本のインプラントを埋入し，これを支台として13本の歯冠部からなる上部構造を装着したが，上部構造の歯冠数に比べてインプラント体の本数が少ないことを，インプラント治療の成功確率を下げる消極的要因として説明しなかったことについて，説明義務違反を認めています．

　また，大阪地裁平成18年8月30日判決では，フルブリッジによる治

療を目指したものの，最終的にオーバーデンチャーとなった事案について，フルブリッジにかたよった説明をしたとして，説明義務違反を認めています．

さらに，東京地裁平成20年12月24日判決（裁判所HP）では，インプラント手術に伴うリスクとして，神経損傷や神経麻痺が生じる可能性を説明しなかったことについて，説明義務違反を認めています．

同意書と見積書

このような各判決や，私が扱った医療紛争の中で患者から問題とされた点をもとに考えると，同意書には**表**に列挙させていただいた事項を盛り込むことが望ましいと思われます．

ほかに自由記載欄を設けて，そこに"当該患者特有の治療に不利な点"や"治療がうまくいかなかった場合の代替案"などを記載していただいても，よいかもしれません．

また，同意書以外に，治療計画（どこにインプラントを埋入するのか，どのような上部構造とするのか等）と費用を記載した見積書（契約書）も作成し，同意書と併せて見積書にも署名をもらっておくことが大切です．署名をもらうことで，治療計画の内容や費用についての患者の同意を明確にすることができるのです．

インプラントの保証

インプラントを扱っている歯科医院では，「保証」という制度を用意しているところもあるようです．保証内容としては，たとえば，埋入時から5年以内にインプラント体が脱落・破折した場合，再手術時のインプラント体の費用を無償とする（手術代や麻酔代はかかる），といったものが典型的なようです．

再手術代が無償となる歯科医院もあるようですし，上部構造については再作製の代金を所定の割合で減額する制度を用意している歯科医院もあるようです．

しかし，このような制度をめぐって患者とトラブルになる例も散見されます．「最大〇年保証」や「〇年以上保証」ではなく，保証期間を患者ごとに明確に記載した保証書を渡すことが大切です（もちろん控えは保存してください）．また，保証期間の開始が"埋入時"か"上部構造装着時"なのか（仮着時か本着時か），明確にすることが大切です．

多くの歯科医院では歯科医師の指示にしたがってメインテナンスに訪れることを保証の条件にしているようですが，その場合は，その旨を保証書に明記すべきでしょう．

*

トラブルを防ぐため，各書類を用意し，その内容についても見直していただければと思います．インプラント治療においては，その必要性は特に高いものと思われます．

1 医院運営・経営

Q33 医院承継・相続に関する悩み①

歯科医院を個人で開設している開業歯科医師です．60歳を超え，そろそろ次世代への承継を考えております．私には子どもが2人いて，2人とも歯科医師なのですが，長男は前妻との子で，次男は現在の妻との子です．妻から「次男に歯科医院を継がせて欲しい」と言われていますが，以前，長男と前妻に「私の後は長男に継がせる」と口約束をしてしまったことがあります．どうしたらスムーズに承継させることができるでしょうか．また，何もしないで私が死んだら，その後はどうなるのでしょうか．

個人開業の歯科医院の相続

　個人開業の歯科医院の場合，開設者である院長が亡くなった時には，医療機関の開設に関する許可や届出はすべて効力を失いますので，そもそも"その歯科医院"を承継することはできません．歯科医院の建物や医療機器等を相続した人が，新たにその場所で歯科医院を開設することになります．

　そして，遺言を残さずに院長が亡くなった場合，相続財産（たとえば，院長が所有していた建物や医療機器，土地の賃借権や銀行に対する預金債権など）は，一時的に相続人が共有します（民法第898条）．その後，相続人が話し合い，遺産分割協議書を作成して誰が何を相続するのかを決定します（民法第907条，第909条）．ここで話し合いがまとまらなければ，相続財産の共有状態が続くことになります．

　ご質問の例では，奥様が1/2，長男が1/4，次男が1/4という割合で相続財産を共有します（法定相続割合：民法第900条）．共有物の管理は共有持分の過半数で行うことができるので（民法第252条），"奥様と次男が協力する"との前提であれば次男側が有利と思われますが，事案に

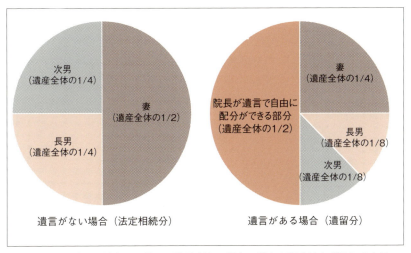

図 法定相続分と遺留分の違い．遺言がない場合，財産の配分は左グラフのように分けられる．たとえ「次男に全財産を継がせる」との遺言を残していたとしても，妻には遺産全体の1/4，長男には1/8に相当する金銭を請求する権利が発生する（右グラフ）．

よっては紛争が長期化してしまうことも考えられます．

　この際，長男が「生前，父は私に医院を継がせると言っていた」と主張するかもしれませんが，立証は困難と思われますし，仮に立証できたとしても，口頭での発言だけでは遺言として有効とは言えないでしょう．

遺言と遺留分

　たとえば，次男に相続させたいのであれば遺言を作成し，歯科医院の土地・建物の所有権や賃借権ならびに歯科医院内の医療機器などの歯科医院に絡んだ一切合切の財産は次男（もしくは次男に協力する奥様）に相続させるべきです．逆に，長男に相続させたいのであれば，歯科医院に関わる一切合切の財産は長男に相続させるべきです．

　気をつけなければいけないのは遺留分です．たとえ生前に「次男に全財産を相続させる」との遺言を残していたとしても，長男は法定相続分の半分の割合による金銭を遺留分として受け取ることができるのです

（民法第1042条，第1046条）．本件で言えば，長男は全財産の1/8に相当する金銭の支払いを求める権利を有していることになります．

次男に歯科医院に関する財産をスムーズに相続させたいのであれば，歯科医院に関しない財産を長男に相続させて，それだけで全財産の1/8を超えるようにしておく必要があります（そうでないと，やはり紛争化してしまいます）．

スムーズな承継のために

上記のとおり，院長が亡くなった場合には開設許可等は失効するので，新たな医院がスタートするまで（勤務歯科医師がいたとしても）診療を行うことはできません．スムーズな承継がなされなければ患者にも迷惑がかかります．紛争で時間が経ってしまえば患者も離れてしまうため，医院を承継する価値も損なわれていきます．ただでさえ相続争いは相続人に対して精神的に大きな負担をかけますから，このようなことが生じないよう準備をすることが先立つ者の務めと言えるでしょう．

いずれにしても，まずは長男か次男（または別の歯科医師）の誰に歯科医院を継がせたいのか院長自身が決めなければ始まりません．そして，生前のうちに医院の管理者・院長を後継者にしておくなどして，患者やスタッフとの関係性を築かせておくべきでしょう．

また，困難は予想されますが，他の相続人にも受けいれてもらえるよう，事前に説得しておくべきでしょう．そのうえで弁護士などの専門家の助言の下に遺言を作成しておいてください．

相続財産全体の価値がいくらなのか，という評価の問題や（そうでなければ1/8がいくらなのかもわかりません），相続税の負担の問題もあるので税理士等への相談も必要になってきます．そのため，準備は早めに始めることをお勧めします．

Ⅲ．学校では教えてくれない？! 歯科医院の法律相談Q＆A　　*213*

1 医院運営・経営

Q34 医院承継・相続に関する悩み②

歯科医院を開設している医療法人社団の理事長です．子どもは３人いますが，長男と長女は医療関係の仕事に就かず一般企業に勤めており，次男だけが歯科医師となって私の医院で勤務しています．そのため医院は次男に継がせるつもりですが，長男と長女に対して不平等にならないようにしたいと考えています．歯科医院の承継と平等な相続を行うためには，どのようにすればよいでしょうか．

理事長の地位の承継

次男に医療法人の理事長の地位を譲りたいと考えるのであれば，生前に次男を理事長に選出しておくか，死後に次男が理事長に選任されるように社員および理事に根回ししておかなければなりません．

理事長は，医師または歯科医師である理事の中から理事会で選出されます．そして，理事は社員総会で選出されます[1]．ですから，①次男が理事になっていないのであれば，社員総会の決議（多数決）を経て理事にしておき，②現在の理事長先生ご自身が理事長を辞任し，③理事会の決議（多数決）で次男を理事長に選出することで，理事長の交代が可能となります．なお，理事や理事長の地位は死亡したら身内にそのまま相続されるものではありませんし，遺言で対応すべき事項でもありません．

医院の土地・建物の相続

仮に，歯科医院の敷地となっている土地や歯科医院の建物を，理事長先生個人が所有していて，医療法人社団に貸している形となっているのであれば，その土地・建物は次男に相続させるほうが，歯科医院の安定

※１……医療法人財団の場合は，評議員会で理事が選ばれます．

的な経営のためには有益です．他方で，長男・長女に不平等にならない
ようにしたい，という思いもあるとのことですから，たとえば歯科医院
の土地・建物は長女に相続させ，次男が理事長を務める医療法人が長女
に賃料を支払う，という方法も考えられます．

出資持分の払戻請求権の相続

　医療法人社団には出資持分があるものと出資持分がないものがありま
す．平成19年施行の第5次医療法改正以降は"持分あり医療法人"[※2]を
設立することはできなくなっています．"持分あり医療法人"から"持
分なし医療法人"への移行は可能ですが，まだまだ"持分あり医療法人"
が多いようです．見分け方としては，法人の定款に「出資持分払戻請求
権」（出資者である社員が退社した際に，医療法人に対して出資額に応
じた持分の払い戻しを請求する権利）と「残余財産分配請求権」（法人
が解散する際に，出資者が，出資額に応じて，医療法人の残余財産の分
配を受ける権利）が定められているか否かで判断します[※3]．いずれの
権利も出資者に認められていない場合，その法人は"持分なし医療法人"
ということになります．

　「出資持分の払戻請求権」は，法人に対する金銭の支払いを求める請
求権です．たとえば出資持分が1/3であれば，現在の法人財産の価値の
1/3にあたる金銭の支払いを求めることが可能となりますから，法人に
よって莫大な金額となります[※4]．"持分あり医療法人"の場合には，こ
の請求権も次男に相続させることが医院の安定的な経営のためには望ま
しいと言えます．

医療法人社団の支配権

　医療法人では，理事会で業務執行の決定等を行い，理事長が医療法人

[※2]……出資者が出資した割合に応じて法人資産を払い戻すことができる法人．
[※3]……平成19年4月1日以降に設立された医療法人社団は"持分なし医療法人"です．
[※4]……出資金300万円のうち100万円を出資している場合は，現在の法人の純資産が1億2,000
　　万であれば4,000万円の支払を求めることができます．

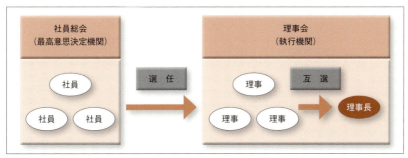

図 医療法人社団における理事長の選び方．厚生労働省の統計データによると，令和6年では全医療法人が58,902件で，財団394件，社団58,505件（持分あり36,393件／持分なし22,115件）と，全医療法人のうち99％が医療法人社団となっている．

を代表して業務に関する一切の行為を行います．しかし，社員総会は理事を選任・解任させる権限を有しているのですから，社員総会で多数の支持を得ることが安定的な経営のためには重要です．

　次男が理事長になったとしても，社員総会で安定的な支持を得ていないと，その経営基盤は脆弱と言えます．また，社員たる地位は，死亡によって資格を失うものとされていることが通常であり，相続はされません．そのため，次男を社員に加えたいのであれば，社員総会の決議を経て，生前に社員に加えておくか，死後に社員に加えられるように根回ししておく必要があります．

平等な相続

　次男に相続させる歯科医院をどの程度の価値と捉えるかにもよりますし，相続財産の総額によっても，どのように分配すれば平等になるのかは変わってきます．たとえば，歯科医院の土地・建物と法人の持分だけは次男に継がせ，他の財産（自宅の土地・建物や預金等）は長男と長女に分配するという方法も考えられます．また，次男には遺留分を満たす程度の金銭を分配し，他は長男・長女に分配する方法が平等と言える場合もあるでしょう．いずれにしても前項と同様に，検討すべき事項が多いうえに焦って決めるような話ではありませんので，今から時間をかけてご検討されることをお勧めします．

1 医院運営・経営

Q35 医院の相続について①

先日，妻の父が他界したのですが，全財産を妻の弟に相続させるとの遺言が出てきました．すでに妻の母は他界しています．妻の兄弟には弟と妹がおり，3人兄弟です．妻の弟は，この2年間，妻の父と同居しており，遺言書はその間に作成されたようです．妻の弟は，もともと父親から"男の子だから"という理由で35年前に家を建てる際も援助を受けていたり，7年前にも弟の妻の贅沢癖のせいで生活が苦しいなどと言って生活費を親に無心して多額の援助を受けるなど，妻としては不満を抱いていたようです．また，妻は，父親からは相続財産は兄弟3人で仲良く分けてほしいと言われたこともあったため，晩年，認知症だった父親が弟に半ばだまされて書いたものに違いない，と憤慨しています．私自身は妻の実家の問題に積極的に関与したくないのですが，このような場合に何か手立てはあるのでしょうか．

　同居していたり，同居していなくても介護施設の契約手続を行うなど，両親と近しい関係性の子が優遇され，他の子が不満を持つというのは，比較的よくあるトラブルです．ご質問のように，特に兄弟間で折り合いが悪いような場合には，話し合いでの解決ができずに法的紛争に至ってしまう場合もあります．また，近年，相続法が改正されていますので，併せて紹介します．

遺言について

　遺言には自筆証書遺言と公正証書遺言があります．

　自筆証書遺言は，全文，日付，氏名をすべて自筆で書き，捺印することによって作成できます．公証役場に行かなくても作成できるという手軽さがありますが，詳細については弁護士等の専門家に相談して作成し

たほうがよいであろうと思われます.

相続法の改正後は，不動産等の目録については，自筆でなくても構わないとされ，たとえば，Wordで作成して印刷したものでも構わないこととなりました（ただし，捺印を要する）.

令和2年7月10日からは，自筆証書遺言を法務局に保管してもらうという制度も始まっており，作成後の紛失や改ざんを防ぐことができます．また，指定した1名に対して死亡時に通知することもできますし，相続人が遺言書を閲覧した時には，他の相続人全員にも遺言書が保管されていることが通知されますので，遺言書を作成したことが相続人に気づかれないというリスクを低減することができます.

公正証書遺言では，公証人から内容についての助言等も受けながら作成し，その後も公証役場で原本が厳重に保管されることになります．公証人が本人の意思を確認して作成しますので，自筆証書遺言に比較すれば，"本人の意思に反して作成させられたもの"という疑念を持たれにくい方式と言えます.

遺留分について

被相続人の配偶者や子・孫（子・孫がいない場合には親）には遺留分が認められ，一定部分については，遺言によっても奪うことができないものとされています.

たとえば，ご質問のケースでは，亡くなった被相続人にはすでに配偶者はおらず，子の遺留分は1/2ということになります．子は3人いるということですので，1/6が，子のそれぞれの遺留分ということになります．ですから，全財産を長男に相続させる旨の遺言が作成されたとしても，各1/6については長女と次女に権利があるということになります（**表・図**）.

法改正前は，各相続財産（たとえば預貯金や株式，不動産など）についてそれぞれ1/6の権利を主張できる，という制度でしたが，不動産等が共有状態になってしまい，新たなトラブルが生じてしまう状況でした.

表 法定相続分と遺留分の一覧

相続人の組み合わせ	法定相続分	遺留分
配偶者のみ[*1]	すべて	配偶者1/2
子のみ[*2,3]	すべて	子1/2
直系尊属（親）のみ[*4]	すべて	親1/3
兄弟姉妹のみ[*5]	すべて	なし
配偶者と子[*3]	配偶者1/2, 子1/2	配偶者1/4, 子1/4
配偶者と直系尊属（親）[*4]	配偶者2/3, 親1/3	配偶者1/3, 親1/6
配偶者と兄弟姉妹[*5]	配偶者3/4, 兄弟姉妹1/4	配偶者1/2, 兄弟姉妹なし

*1……配偶者は常に相続人になります．
*2……質問のケースはこのパターンです．子の遺留分は1/2ですが，子が3人のため，各1/6となります．
*3……相続開始時に子が死亡しており，孫がいる場合には，孫が相続人になります（代襲相続）．
*4……子（孫も）いない場合には，親が相続人となります．
*5……子・孫・親もいない場合には，兄弟姉妹が相続人になります．

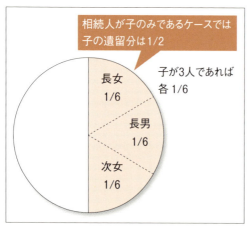

図 今回の質問のケースにおける遺留分．

そこで，法改正により遺留分は相続財産全体を金銭的に評価し，その1/6に相当する金額の金銭を請求することができる権利に見直されました．

つまり，質問者の奥様（とその妹）は，遺留分を主張して，相続財産

の全体の各1/6の金銭を弟に対して請求することができます.

特別受益

　改正法では，生前贈与が相続開始前10年間になされていれば，生前贈与された財産も，遺留分を算定するための相続財産に含めることとされました.

　ですから，ご質問のケースでは，35年前の金銭的援助は難しそうですが，7年前の金銭的援助については特別受益とされる可能性があります.特別受益となる場合，相続開始時の相続財産に，7年前になされた金銭的援助の金額を加えた金額が“相続財産の全体”となり，これの各1/6が遺留分額ということになります.

*

　もちろん，親族間でトラブルにならないことが望ましいのですが，親族間のトラブルは幼少時からの感情的なしこりが尾を引いていることもあり，必ずしも合理的にはいかないことも多々あります.相続する側としても，遺言を作成する側としても，穏やかな相続・承継を実現したいものです.

1 医院運営・経営

Q36 医院の相続について②

私もいい年になってきたので，万が一のために遺言を作成しようと考えています．私は個人開設の歯科医院の院長なのですが，自宅兼診療所の形です．私が死んだ後も妻にはその家に住んでもらいたいと考えていますが，自宅兼診療所の土地と建物は，歯科医師である次男に相続させたいと考えています．ただし，私には子が4人いて，長男と長女，次女に不満が生じないか，やや不安です．なお，私の葬式については，私の預金から引き出して支払ってもらいたいと考えています．このような遺言は作成できるでしょうか．

相続法の改正：配偶者居住権の新設

令和2年4月1日から，配偶者居住権の制度がスタートしました．これによって，遺産をどのように配分するかの自由度が増しました．

たとえば，相続財産が自宅の土地・建物（4,000万円）と預貯金・現金（3,000万円）の合計7,000万円とします．これを被相続人の妻と子の2人で平等に3,500万円ずつ遺産分割する前提で，被相続人の妻が今後も自宅（4,000万円）に引き続き居住するために所有権を相続しようとすると，子に500万円を支払うべきことになってしまいます（**図1**）．

しかし，自宅の所有権を子が相続しつつ，自宅の配偶者居住権だけを妻が取得すれば（たとえば，配偶者居住権の評価額が2,000万円とすれば[1]），妻が配偶者居住権（2,000万円）と預貯金・現金のうち1,500万円を取得し，子が自宅の所有権（2,000万円，ただし配偶者居住権の負担付き）と預貯金・現金のうち1,500万円を取得するという配分が可能

---

[1]……居住権の評価については税理士に相談するか，国税庁のホームページ等をご覧ください．
（https://www.nta.go.jp/taxes/shiraberu/taxanswer/hyoka/4666.htm）

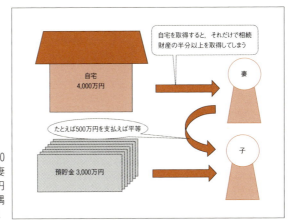

図1 相続財産合計7,000万円の分割の方法①(妻と子の2人で3,500万円ずつ分割する前提). 配偶者居住権を使わない場合.

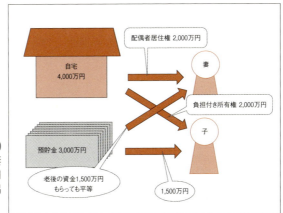

図2 相続財産合計7,000万円の分割の方法②(妻と子の2人で3,500万円ずつ分割する前提). 配偶者居住権を使う場合.

になります(**図2**).

　配偶者居住権の新設によって,自宅建物の所有権を子に相続させつつ,配偶者の存命中はそこに居住し続ける権利を認めることができるようになりました.ご質問のケースであれば,奥様に配偶者居住権を認めつつ(贈与または遺贈する),自宅兼診療所の土地と建物の所有権を次男に相続させることができます.

遺言作成の際の注意点①　配偶者が先に他界する可能性

　遺言作成の際には,まさか自分よりも先に配偶者が他界することはな

いであろうと思っていても，その先後がどうなるかはわかりません（配偶者が先に他界してしまった時に，自分が遺言書を書き直せる健康状態かどうかもわかりません）．配偶者が先に他界していた場合，どのように相続されるかについても記載しておくことが有益と考えられます．

遺言作成の際の注意点② 遺留分への配慮

前項でも解説しましたが，被相続人の配偶者や子・孫（子・孫がいない場合には親）は遺留分が認められ，相続財産の一定部分については，遺言によっても奪うことができないものとされています．

ご質問のケースのように，配偶者と子が相続人となる場合には，子の遺留分は（子の全員で）相続財産の1/4となります．今回は子が4人いるとのことですから，子の各人の遺留分は1/16ということになります．また，仮に奥様が先に他界されてしまうと，子（子の全員）の遺留分は1/2ということになりますから，子の各人の遺留分は1/8ということになります．

ご質問では「長男と長女，次女に不満が生じないか，やや不安」とのことですが，遺言書において，子の各々に相続財産の1/16（奥様が先に他界される可能性に配慮するなら1/8）以上の財産を相続させることが，相続後の紛争の回避に有益と思われます．

葬儀費用について

また，「私の葬式については，私の預金から引き出して支払ってもらいたい」ということであれば，法的に確実とは言えませんが[2]，被相続人の意思を示すことになるため，その旨を遺言に書くことは無意味ではありません．それ以外に，生前にご自身で葬儀社と契約しておく方法

※2……葬儀費用については，死亡した後（相続が発生した後）に支払いの必要が生じるものですから，形式的には，相続財産に影響を与えないことになります．裁判例では，葬儀費用を誰が負担するのかという点については判断が分かれており，葬儀費用は喪主の負担という判断も，相続人全員ないし相続財産が負担するという判断もあります．

などもありますが，実際に相続が行われた後になって別料金が発生するという消費者トラブルも起きているようです[※3].

なお，口座名義人が死亡した場合，銀行口座は相続手続きが終わるまで凍結されてしまいます．もっとも，令和元年7月1日から，遺産分割前の相続預金の払戻し制度が始まったことによって，一定の金額[※4]（ただし上限150万円）を引き出すことができるようになりました[※5].

予期せぬトラブルを避けるためにも，遺言書の作成の際には，弁護士等の専門家にご相談されることをお勧めいたします．

[※3]……国民生活センターのホームページ等をご参照ください．
（http://www.kokusen.go.jp/t_box/data/t_box-faq_qa2015_24.html）
[※4]……相続人が単独で払い戻しができる額＝相続開始時の預金額×1/3×払い戻しを行う相続人の法定相続分．
[※5]……必要書類は①被相続人の除籍謄本・戸籍謄本（出生から死亡時まですべて），②相続人全員の戸籍謄本，③払戻しを請求する者の印鑑登録証明書が一般的ですが，金融機関にお問い合わせください．

1 医院運営・経営

Q37 院長が急死した場合の対応

歯科医院を個人開業している歯科医師ですが，私が突然倒れた時のことが不安になってきました．残される妻や子どもはどのような手続をすることになるのでしょうか．また，負担にさせないために，何かしておくべきことはあるでしょうか？

　すべてを網羅することはできませんが，想定される事項をいくつかご紹介します．

来院する患者への対応

　開設者であり管理者でもある院長が亡くなった状況では，診療することは許されません．予約の入っている患者に対しては，事情を説明して治療をキャンセルするほかありません．つまり個人開設の場合には，新しい歯科医院が開設されるまで診療はできないことになります．

　法人の場合には管理者が亡くなっても，管理者を交代すれば診療を再開することができます．

行政への届け出

　医療法第9条第2項は，「病院，診療所…の開設者が死亡し…たときは，戸籍法の規定による死亡…の届出義務者は，十日以内に，その旨をその所在地の都道府県知事に届け出なければならない」旨が規定されています．

　戸籍法上の「届出義務者」とは，①まず「同居の親族」で，これがいない場合には，②「その他の同居者」で，これもいない場合には，③「家主，地主又は家屋若しくは土地の管理人」です（戸籍法第87条第1項）．この①～③に該当する方が，死亡診断書と歯科医師免許証を用意し，保

健所または県庁に問い合わせてください.

その他,保険医の死亡届を厚生局に提出する等,細かな手続きが数多くありますが,遅滞なく対応することが必要です.

相続するか否か

死亡時の貯蓄や負債の状況によっては,“相続しない”という選択肢もあり得ます[1].遺族は,まず相続するか否かを決めることになります.相続放棄は,被相続人の死亡を知った時から3カ月以内に家庭裁判所に相続放棄の申述をして行います(民法第915条,第938条).

期間制限もありますし,相続放棄の申述をするまでの行動によっては相続放棄が認められなくなってしまう危険もありますので,相続放棄を考えるのであれば,速やかに弁護士に相談してください.

閉院するか承継するか

閉院するのか,誰かほかの人に承継させるのか,という点も大切です.閉院させるとしても,カルテの取り扱いには一定の配慮が必要となります.相続人はカルテの保管義務を承継しないとされていますが,医療訴訟を提起される可能性を考えると,廃棄はお勧めできません.しかし,カルテは重要な個人情報であるため,いい加減な保管は許されず,廃棄するにしても,適切な業者に依頼して廃棄するのがよいでしょう.その際は保健所にもご相談ください.

また,自費治療について前払いで報酬を受け取っていた場合には,治療の進み具合に応じて返金を行うことも必要になります.もっとも,いくら返金するのか(治療がどの程度終わっていると言えるか)は曖昧な判断にならざるを得ず,もめやすいところです.まして,治療を行った本人が死亡しているため,判断はより一層難しい,と言えます.ご遺族

---

[1] ……生命保険金の受取人が配偶者となっている場合には,保険金はその受取人の固有の財産であり,相続財産ではないので,相続放棄をしても受け取ることが可能です.

表　歯科医師の死亡時に親族が行うべき手続の例

手続	いつ	届出先	備考
死亡届	死亡を知った日から7日以内	市区町村の役所	戸籍法で「届出義務者」が定められている
開設者死亡届	死亡から10日以内	保健所	開設者（個人）が亡くなった場合
診療所廃止届け	廃止から10日以内	保健所	廃院にする場合
エックス線装置廃止届け	廃止から10日以内	保健所	エックス線装置がある場合
診療所開設届出・許可事項一部変更届	変更から10日以内	保健所	管理者が亡くなった場合，医療従事者が変わった場合等
歯科医籍登録抹消届け	死亡から30日以内	保健所	歯科医師免許証と，死亡診断書または戸籍謄本等を添付
保険医死亡届	速やかに	地方厚生局	保険医である場合
保険医療機関廃止届け	速やかに	地方厚生局	開設者（個人）が亡くなった場合，閉院する場合
相続放棄の申述	相続を知ってから3カ月以内	家庭裁判所	相続放棄する場合
（準）確定申告	相続を知ってから4カ月以内	税務署	相続放棄の申述をしない場合
登記事項の変更の登記	変更から2週間以内	法務局	法人の理事・理事長が変更となる場合
登記事項を変更したことの届出	変更後	都道府県・市の担当部署	
生活保護法指定医療機関廃止届	廃止から10日以内	都道府県・市の担当部署	

が歯科医師ではない場合には，勤務医や知人の歯科医師に協力してもらう必要があります．

　また，従業員の退職金等を相続財産から支払う場合もありますが，これらは顧問税理士・社労士等と相談しながら進めることになります．

承継させる場合

　医院を承継させる場合には，法人か個人開設かで手続きが大きく変わってきます．医院承継については「Q35・36　医院の相続について①②」(216～223頁)に詳しく紹介していますので，併せてご覧ください．

　個人開設であった場合には，開設者である院長が亡くなった時点で閉院していることになりますので，歯科医院が元あった場所で新規に開設することとなります．子が開設するとすれば，その子が医院の土地建物や医院の器具等を一体として相続するか，借りることになります．

　第三者が承継するとすれば，その第三者が，医院の土地建物や器具等を一体として購入するか，賃借することになります．

　いずれにしても，相続人間で意見が割れていて方針が定まらないと，医院の再開は困難となります．

　法人の場合には理事長や管理者が入れ替わることで承継されますが，(持分ありの医療法人の場合に) 法人の持分を相続した者から払戻し請求がなされる等，内輪もめが生じる恐れは否定できません．

紛争を防ぐために

　相続で紛争が生じると，家族だけでなく，従業員にも迷惑をかける恐れがあるため，紛争が生じないよう配慮して遺言を作成しておくべきと思われます．事業を承継させるのであれば，あらかじめ開設者・管理者を変更しておくなど，準備を進めるとよいでしょう．

　仮に「自分が亡くなったら廃院すればよい」と考えているとしても，遺される家族がどのような手続きを行い，従業員がどのような対応を行うことになるのか，イメージを共有しておくべきと思われます．

1 | 医院運営・経営

Q38 | 歯科医師が他界した後の返金等の問題

友人の歯科医師が，先日他界しました．彼は個人開設の歯科医院を経営しており，歯科医師1人で自由診療を数多く行っていたようです．現在，遺族に対して患者が返金を求め始めているらしく，対応がわからず遺族が悩んでいます．どのように対応したらよろしいでしょうか．

保険診療では問題になりませんが，自由診療において治療費の前払いを受けていた場合，治療が途中で終了した時には，歯科医師は患者に対して返金をしなければなりません．これは歯科医師が亡くなったために治療が終了した時でも同じです．そして，その返金義務は相続されることになります．

そのため，配偶者や子，兄弟などの相続人は患者への返金に対応しなければならなくなりますが，通常は，誰にいくら支払えばよいのか判断に困ると思います．ですから，先生方としては，もしもの時に遺族が誰に相談すればよいのか，普段から伝えておくことも大切と考えます．

矯正の事案

以前，矯正歯科医院の歯科医師が他界された事例を扱ったことがあり，そのときは私がご遺族（妻と子）の代理人となり，すべての治療中の患者と返金をめぐる交渉を行いました．

まず，対象となる患者全員に対して「当方が把握している情報からは○○様への返金率は○○％になるので，返金額は○○円になります．この金額の返金を受けることで清算させていただくことでよろしければ送金先の口座を記入し，住所を記入し，署名捺印した上で，同封の返信用封筒でご返送ください」旨を記載した手紙をお送りしました（**図**）．このような方法で，7割以上の患者から合意書の返送を受けました．

Ⅲ．学校では教えてくれない?!　歯科医院の法律相談Q＆A　　*229*

矯正歯科治療費の精算に関する確認書

　　_____【患者の氏名】_____　様

　　　　　　　　　　　　　　　　　　【歯科医師の遺族】氏代理人
　　　　　　　　　　　　　　　　　　　弁護士　末　石　倫　大

　　以下の「④精算時に返金させていただく金額」に記載の金員を，ご指定の銀行口座
に振り込む方法でお支払いさせていただくことで，矯正治療費の精算とさせて頂くこ
とをご提案いたします．なお，振込手数料は【歯科医師の遺族】氏が負担させて頂き
ます．

① 矯正治療費契約基本料　　　　　　　　　＿＿＿800,000＿＿＿円
② 矯正治療費契約基本料のうち返金させて頂く割合　＿＿＿30＿＿＿％
③ 矯正治療費契約基本料のうちお支払い頂いた金額　＿＿＿800,000＿＿＿円
④ 精算時に返金させていただく金額　　　　＿＿＿240,000＿＿＿円
　　※ ③－（①×②）＝④

【歯科医師の遺族】氏代理人
弁護士　末　石　倫　大　殿

　　上記の「④精算時に返金させていただく金額」に記載されている額の金員を受領するこ
とにより，矯正治療に関する精算を行うとの提案に

※次のどちらかの□にチェックを入れてください．

　　□　合意しません．今回の提案に基づいた金員は受領いたしません．
　　□　合意します．本書面で提案された返金以外には，【歯科医院名】矯正歯科におけ
　　　る歯科治療及び治療費に関して，【歯科医師の遺族】氏及びその子らに対して何ら
　　　の債権（請求権）のないことを確認いたします．返金については，下記の銀行口座
　　　に振り込む方法でお支払いください．
　　　　　　　　　　　　　　　　　　記
　　銀行名＿＿＿＿＿＿＿＿＿＿銀行　支店名＿＿＿＿＿＿＿＿＿＿＿＿＿
　　普通 ・ 当座　口座番号＿＿＿＿＿＿＿＿＿＿＿＿＿＿＿＿＿＿＿＿
　　名義人＿＿＿＿＿＿＿＿＿＿＿＿フリガナ＿＿＿＿＿＿＿＿＿＿＿＿＿

　　　　　　　　　　　　　　　　＿＿＿＿＿年＿＿＿月＿＿＿日

　　　　　ご本人又はご両親（父）氏名＿＿＿＿＿＿＿＿＿＿＿＿＿＿＿印
　　　　　　　　　ご両親（母）氏名＿＿＿＿＿＿＿＿＿＿＿＿＿＿＿印
　　　　　※未成年の場合には，お手数ですがご両親が署名捺印してください．

図　矯正歯科治療費の精算に関する確認書の一例（筆者が作成したもの）．

　　その後，合意していただけなかった患者に個別に連絡し，事情を伺っ
たり，返金割合の設定の理由をご説明するなどして，無事，半年程度か
けて全患者と合意に至ることができました．もちろん，裁判になってし
まう可能性もありましたが，なんとか，ご遺族の支払える範囲内で患者
のご理解を得られました．

返金割合の設定

　上記の事例では，他界された歯科医師の大学の同窓の先生方にご協力いただきながら，ご遺族の支払える予算の範囲内で，この患者は３割返金，この患者は７割返金……等と決めていきました．

　もっとも，カルテだけからすべての患者の状況を的確に把握し，返金の割合を決定する，ということはきわめて難しいと言えます．実際に患者の声を聞いてみると，こちらが想定していたのとは全く異なる状況であった（ほとんど治療も終盤だと思っていたら，なかなか治療が進んでおらず難渋している症例であったなど）事例もありました．

　多くの患者との間で返金について合意しなければならないため，まずは，一括処理をするような事務的な対応をせざるを得ないところですが，ある程度，個別の対応も進めていかなければなりません．

遺族を守る必要性・相続放棄の可能性

　残された遺族の立場で考えると，配偶者や子はその後も生活していく必要がありますから，十分な財産が残されていなければ，十分な返金額を患者に提示できないこととなってしまいます．

　また，他界された先生の残した財産の金額を，患者への返金額やローン返済額が上回るということになってしまうと，相続放棄という選択肢も出てきてしまいます．

　遺族から依頼を受けた弁護士としては，依頼者の利益のために相続放棄という選択肢があることは説明しなければなりませんし，状況によっては，相続放棄をしなければ遺族（幼い子がいる場合も）が生活していくことができない場合もあります．シビアな選択を迫られることもあり得ることはご理解いただければと存じます．

その他

　私が経験した事例では，返金に関する書面を送る際に，併せて，カル

テや画像等の診療記録の受領を希望するか，患者の意向を聞き取る書面も同封しました．歯科医院の建物がテナントであったため，閉院後も遺族が診療記録を保管し続けることができなかったためです．

医療法上のカルテの保管義務については，相続されないものとされていますし，遺族が適切に保管し続けるというのは現実的でありません．ですから，可能であれば，希望者には診療記録を交付するような対応が望ましいと考えています．

なお，私が扱った事案では，諸処の事情があって十分に行うことはできなかったのですが，可能であれば転院先のご案内もしたいところです．もちろん，個々の患者の状態がわからず，紹介状が書けないことはネックになります．

＊

患者に返金等を行う場合，迅速に対応したとしても，それなりに時間がかかりますし，相続放棄をするとしても死亡を知ってから3カ月という期間制限があります．ご質問の事案では，まずは一刻も早く弁護士に相談して，ここで紹介したような対応を検討することが必要と考えます．

1 医院運営・経営

Q39 | 医療機関の倒産

医療機関の倒産というニュースを時々見かけますが，歯科医院の
ケースはどの程度あるのでしょうか．かなり苦しい状況とおっ
しゃっている知り合いの歯科医師の先生もいますので，医療機関の
倒産について教えてください．

　少し古いデータですが，2023年の医療機関の倒産は55件で，そのう
ちの24件が歯科医院[1]だったようです．私自身，医療機関の倒産に申
立代理人や管財人代理の立場で関わったことがあります．医療事件の代
理人として患者と交渉・訴訟対応していたところ，医療機関が倒産して
しまった，というケースもありました．

　また，多額の借金を苦にして自殺してしまい，その奥様から相談を受
けたというケースもありました．事業を行っているわけですから，金銭
的に行き詰まることは十分にあり得ることです．その場合であっても，
決して自らの命を絶つという選択はしないでいただきたいと思います．

破産手続

　法律家でなくとも「破産」という言葉を聞いたことがあるかと思いま
す．しかし，破産すると，なんとなく「すべてが終わってしまう」「大
変なことになってしまう」という漠然としたイメージを抱いていること
が多いのではないでしょうか．

　まず，強調したいのは，破産をしても歯科医師の資格は剝奪されない，
ということです．たとえば，弁護士や税理士などが破産した場合には，
資格が失われることが法定されているのですが（弁護士法第17条第1号，
同第7条第4号，税理士法第26条第1項第4号，同第4条第2号），医
師や歯科医師の場合には，このような規定はありません．

Ⅲ. 学校では教えてくれない?! 歯科医院の法律相談Q＆A　　*233*

表　破産しても維持できる財産（自由財産）の一例（法人は除く）

・99万円までの現金
・総額20万円以下の預金（20万円を超えるとすべて換価されます）
・20万円以下の生命保険の解約返戻金
・居住用家屋の敷金返還請求権
・生活に欠くことができない衣服，寝具，家具，台所用具等
・実印その他の印で職業または生活に欠くことができないもの
・自己の知的または肉体的な労働により職業または営業に従事する者の業務に欠くことができない器具，その他の物（商品を除く）
・仏像，位牌その他礼拝または祭祀に直接供するため欠くことのできないもの

　ですから破産したとしても，その後，別の医療機関で歯科医師として勤務することができますし，場合によっては開業しているクリニックを維持できることもあります．

　破産手続が開始されると，裁判所が破産管財人を選任し，破産手続開始決定まで，先生の財産は原則として破産管財人が管理し，換価（売り払ってお金に換えることを）をします[1]．ただし，99万円以下の現金や通常の生活に必要な家財道具等については管財人の管理下には入らず，破産者の自由になりますので，破産したとしても，ただちに生活ができない，ということにはなりません（**表**）．

　破産手続は，かなり大雑把に言えば，破産手続開始決定までのプラスの財産もマイナスの財産も"なし"にする一方，破産手続開始決定後の収入や負債は破産者に帰属させて生活や事業の再建を図る手続です．

　破産手続開始決定後に働いた対価は，基本的には破産者自身の収入となりますから，破産後も資格を生かした就労ができるというのは生活再建に非常に有利であると思います．

民事再生手続

　法的な倒産手続としては，破産手続以外に民事再生手続もあります．

※1……同時廃止といって，破産管財人が選任されないケースもあります．ただし，開業されていて個人事業主であったり医療法人を開設されている場合には，たとえば東京地裁の運用では，原則として破産管財人が選任されます．

民事再生手続は，手続開始決定前の債務・借金について，たとえば90％カットしてもらい，残りの10％を分割して支払っていく，という手続になります．もっとも，債権者の過半数[2]の同意が必要となるため，破産とは異なるハードルがあります．

破産の場合には医療法人はなくなってしまいますが，民事再生であれば法人を維持できますし，医療機関の開設の許可との関係でも破産に比べて有利な場合があります．破産を選択せざるを得ないのか，民事再生を選択することができるのか，それとも別の道なのか，という選択が必要になりますので，余裕を持って弁護士と相談する必要があります．

要注意点

弁護士への相談前に親族・友人・知人の力を使い果たさないことが重要です．金融機関からの借入の返済のために親族や友人からの借金を重ね，それでも結局，破産せざるを得なかったという場合には，いよいよ破産後に生活や事業を再建する時に親族・友人・知人の支援を受けることができなくなってしまいます．いくら親族からお金を借りても，それがすべて金融機関への返済に消え，先が見通せないということでは，結局，法的手続を先延ばしにしているだけです．これでは，底に穴の空いたバケツに水を入れ続けているようなものです．

対して，破産した後に（金融機関への返済がなくなった後に），2カ月間の保険収入分を親族から借りることができれば，生活の立て直しの目途が見えてきます．

コロナ禍以降，経営が苦しい先生もいらっしゃるかもしれません．しかしながら，思い悩んで自らの命を絶つような選択だけは絶対にしないように，改めて強調しておきたいと思います．いずれにしても，自分だけで抱え込まず，お早めに専門家の相談を受けるようにしてください．

※2……金額での過半数と頭数での過半数の両方の過半数を要します．

＜参考文献＞

1）帝国データバンク：医療機関の倒産動向調査（2023年）．
（https://www.tdb.co.jp/report/watching/press/p200101.html）

Ⅲ. 学校では教えてくれない?! 歯科医院の法律相談Q&A　　*235*

2　患者対応

Q 40 個人情報の適切な取り扱い①
事業譲渡・医院承継の場合

私は歯科医院を開業していますが，医院を継ぐ予定の子どもがなく，大学の後輩に譲る予定です．自分はそこで勤務医として診療できれば良いと考えています．院内のユニットや器具，備品はまとめて買い取ってもらい，スタッフの雇い主の立場も引き継いでもらいます．土地・建物はしばらく後輩に貸して，経営が軌道に乗ったら買ってもらうことになっています．医院承継の際，患者のカルテや画像記録・模型等も引き継いでもらおうと思っているのですが，個人情報保護の関係上，問題はないでしょうか？

　個人情報の保護に関する法律（個人情報保護法）については，個人情報保護委員会と厚生労働省の連名で「医療・介護関係事業者における個人情報の適切な取扱いのためのガイダンス」が作成され，同ガイダンスに関するQ&Aも作成されています（共に，厚生労働省のホームページより入手可能．このガイダンスやQ&Aは更新が重ねられております）．

個人情報保護法の対象

　以前の個人情報保護法では，小規模の事業者には個人情報取扱事業者としての義務が免除されていました[1]．しかし，平成29年施行の法改正によってこの免除規定は廃止され，小規模の事業者も個人情報取扱事業者としての 義務が課せられることとなりました．ですから，いかなる規模の歯科医院 も個人情報保護法の規制対象となります[2]．

[1]……取り扱う個人データの数が過去6カ月間に一度も5,000件を超えたことがない小規模事業者は，個人情報取扱事業者としての義務は課せられていませんでしたが，厚生労働省が作成した当時のガイドラインでは，小規模医院も同ガイドラインを遵守して個人情報を適切に取り扱うよう努力すべき，とされていました．

[2]……国の機関や地方公共団体，独立行政法人等は個人情報保護法の対象外で，他の個人情報保護に関する法律の対象となります．

原則	例外
個人情報を第三者に提供する場合は，本人から同意を取得する必要がある.	**個人情報保護法第27条** ・法令に基づく場合. ・生命，身体，財産の保護のために必要があり，本人から同意を得ることが困難な場合. ・事業のために外部委託する場合. ・事業継承の場合……etc. **医療・介護関係事業者における個人情報の適切な取扱いのためのガイダンス** ・院内掲示がしてある場合（黙示の同意とみなされる）……etc.

図　個人情報を第三者に提供する場合の原則と例外.

個人情報の第三者への提供

　個人情報保護法では，個人情報[※3]を第三者に提供する際には原則として本人の同意を得なければならない，とされていますが（個人情報保護法第27条第1項），さまざまな例外的な場合があります（前述のガイダンスを参照：**図**）．なお，歯科医院に関係する具体例については，次項以降に順次説明いたします．

本項のご質問について

　ご質問では大学の後輩に歯科医院を譲る予定とのことですが，これは事業譲渡と言われる方法です．従業員との雇用契約や取引先との各種契約，歯科業務に必要な備品の所有権や建物の利用権（賃借権や所有権）など，当該歯科医院に絡むさまざまな権利関係をまとめて譲渡する方法です．このような方法も，医院承継の方法の1つと言えます．

　そして，医院承継（事業承継）に伴って個人情報が提供される場合，個人情報保護法では個人情報の第三者への提供に当たらない，とされて

※3……厳密には「個人情報」ではなく「個人データ」（個人情報保護法第2条）ですが，本項ではわかりやすさを重視して「個人情報」とします．

います（個人情報保護法第27条第5項第2号）．つまり，医院承継の際にカルテや画像記録・模型等の個人情報が引き渡されるとしても，その際に患者から個別に同意を取得する必要はない，ということです．

したがって，今回のご質問に対する回答としては「個人情報保護の関係上，問題ありません」ということになります．

第三者提供に当たらないその他の場合

医院承継（事業承継）以外に，“第三者提供に当たらず個別の同意は必要ない”とされているケースとしては，歯科治療のために業務委託する場合が挙げられます[4]．たとえば，補綴物を製作する目的で歯科技工所に模型と共に患者の氏名を記載した技工指示書を送付する場合や，診断に必要な唾液や血液等を検査機関に送付して検査を依頼する場合には，逐一患者から同意を取得する必要はありません．

また，病院や訪問看護ステーション等と連携して，共同で個人情報を扱うことを患者本人に明示しておいた場合[5]，そのグループ内での患者の個人情報のやり取りは個人情報の第三者提供には当たらない，とされています．そのやり取りのたびに逐一患者の同意を得る必要はないのです．

＊

患者の立場からみれば，個人情報が適切に管理されていると信じているからこそ，安心して歯科医院で自分の病状などについて話をすることができるわけです．少し面倒に感じられるかもしれませんが，患者の個人情報と共に，トラブルから自院を守るためにも，次項以降もお目通しください．

※4……個人情報保護法第27条第5項第1号．
※5……個人情報保護法第27条第5項第3号．特定の者に個人情報を提供して共同利用すること，利用される個人情報の項目，共同して利用する者の範囲（○○病院や○○訪問看護ステーション…と個別列挙して特定する），共同して利用する者の利用目的，責任者の氏名・名称を患者本人に通知するか，ホームページや患者待合室に掲示するなどして容易に知りうる状態にしておくことが必要です．

2 患者対応

Q 41 個人情報の適切な取り扱い②
児童虐待の通報

先日，母親に付き添われて，転んで歯がぐらぐらになってしまったという3歳の子どもが来院しました．口腔内はう蝕だらけで歯肉も強く発赤し，まともに歯を磨いているとは思えないものでした．また，顔や腕に複数のあざがあり，母親の説明も不自然でした．その他，表情も乏しく服装も清潔感に欠けること等から虐待が疑われるのですが，保健所や児童相談所などに通報または相談することは，個人情報保護との関係で問題はないでしょうか？

児童虐待防止法と個人情報保護

　ご存知の先生方も多いかと思いますが，児童虐待防止法では，児童虐待を受けたと思われる児童を発見した者に対して，児童相談所等への通告義務が定められています[1]．ご相談のケースは，歯科医師が「児童虐待を受けていると思われる児童」に歯科治療の対応をした際に感知したわけですから，そこで得た情報は児童相談所等に通告する義務があることになります．常識的にも，このようなケースで親の同意[2]が得られないから通報できない，となるのはおかしいと思われるでしょう．結論を申し上げると，個人情報保護との関係では問題はありません．

　個人情報保護法第27条第1項第1号では「法令に基づく場合」は本

※1……児童虐待防止法第5条第1項は「学校，児童福祉施設，病院その他児童の福祉に業務上関係のある団体及び学校の教職員，児童福祉施設の職員，医師，保健師，弁護士その他児童の福祉に職務上関係のある者は，児童虐待を発見しやすい立場にあることを自覚し，児童虐待の早期発見に努めなければならない」と定めており，同法第6条第1項では「児童虐待を受けたと思われる児童を発見した者は，速やかに，これを市町村，都道府県の設置する福祉事務所若しくは児童相談所又は児童委員を介して市町村，都道府県の設置する福祉事務所若しくは児童相談所に通告しなければならない」と定めています．

※2……個人情報保護法で取得すべき「同意」は患者本人の同意のことですが，今回は患者本人が3歳ですので，通常は，患者の親の同意ということになります．

Ⅲ. 学校では教えてくれない？! 歯科医院の法律相談Q＆A　　*239*

表1　第三者に提供できる法的根拠

法令に基づき本人の同意なく個人情報を第三者に提供できる場合の法的根拠（例）	・児童虐待防止法 ・高齢者虐待防止法 ・障害者虐待防止法 ・配偶者からの暴力の防止及び被害者の保護等に関する法律 ・刑事訴訟法 ・民事訴訟法 ・弁護士法

表2　児童虐待の歯科的特徴

頭部，顔面の損傷	頭部：頭蓋損傷，外傷性脱毛，耳介部の挫傷 顔面：網膜出血，ブラックアイ，鼻骨骨折，咬傷
口腔の損傷 　口腔軟組織の損傷 　口腔内部の損傷	口唇の腫脹，挫傷，裂傷，口角部の挫傷（猿ぐつわ痕など） 小帯の裂傷，口蓋粘膜，頬粘膜の挫傷
歯と歯周組織の損傷 　歯の硬組織，歯髄の外傷 　歯周組織の外傷	正当な説明のない歯冠破折，歯根破折 動揺歯，脱臼歯，変色歯
骨の損傷など	顎骨骨折，陳旧性骨折（不適切な治療） 陳旧性骨折による不正咬合 外傷性顎関節炎，外傷後の開口障害など
う蝕，感染症	未処置の多発性う蝕 未処置の感染症（顎骨炎，蜂窩織炎，上顎洞炎）

一般社団法人日本小児歯科学会「子ども虐待防止対応ガイドライン」（2009年6月）より.

　人の同意を得なくとも，第三者に情報を開示・提供することが可能とされています．そして，今回の児童相談所へ相談のケースは，上記の児童虐待防止法に基づく通告として行うものといえますから，個人情報保護法との関係でも問題はないことになるのです（**表1**）．

　なお，一般社団法人日本小児歯科学会が公開している「子ども虐待防止対応ガイドライン」では，歯科における虐待（ネグレクト）の特徴や対応についてまとめています（**表2**）．

その他

　その他に「法令に基づく場合」としては，捜査機関や裁判所からの照会，裁判所における証言などがあります．弁護士会照会という制度もあります．

　捜査機関や行政機関から電話などで回答を求められる場合もありますが，照会を受けた歯科医院としては，照会元から，①いかなる法律を根拠として，②いかなる事項に関する照会・問い合わせであるのかを，必ず書面でもらうようにしてください．

　たとえば，警察からの照会であれば，「捜査のため必要があるので，下記事項につき至急回答願いたく，刑事訴訟法第197条第2項によって照会します」等と，照会事項が具体的に記載された捜査関係事項照会書という書面を交付してもらうようにします．

事前に関係方面に相談を

　歯科医師は守秘義務を負っており，個人情報保護法で個人情報の第三者提供が制限されていますが，その一方で，児童や高齢者，障害者等，社会的弱者に対する虐待等を通報する法的義務や社会的責任も負っており，現実問題として個々のケースでの判断は難しくなっています．

　先生方におかれましては，本書等を利用して個人情報保護法の制度について理解されたうえで，実際の場面では，個人情報を第三者に提供する前に，歯科医師会や顧問弁護士等に相談され，指示を仰ぐようにしてください．

Ⅲ．学校では教えてくれない？! 歯科医院の法律相談Ｑ＆Ａ **241**

2 患者対応

Ｑ42 個人情報の適切な取り扱い③
家族への確認

ある高齢の患者さんが「インプラントを入れたい」との希望で来院されました．しかし，問診で服用している薬の種類を聞いても曖昧で，お薬手帳も持ってきていません．この状態では，インプラント治療に関する内容やリスク，他の治療選択肢などを説明しても，正しく理解してもらえるか疑問であったため，患者本人の了解を得てご家族に連絡しました．しかし後日，了解したことを忘れてしまったのか，患者さんから「なんで家族に連絡したんだ．個人情報だ」と言われてしまいました．私の対応に問題はあったのでしょうか．

超高齢社会を迎え，意思の疎通が難しい患者が来院する機会が増えています．そのような場合，高齢患者の家族とどのように連携をとるかは重要な事項であり，その際に個人情報に配慮するのは当然のことです．

本人の同意

患者本人の同意があった以上，ご家族に連絡をとったことに問題はありません．

黙示の同意──院内掲示による

今回はトラブルになってしまったようですが，仮に明示的な同意がなかったとしても，許容される余地があります．**図**のような院内掲示により患者に個人情報の利用目的を明示している場合で，患者さんから特に異議が述べられていないのであれば，“黙示による同意”があるもの，とみなすことができるからです（個人情報保護委員会・厚生労働省「医療・介護関係事業者における個人情報の適切な取扱いのためのガイダンス」）．

したがって，冒頭の質問で，院内掲示をしており，患者さんから「家

当歯科医院では，個人情報を次の目的に利用させたいただきます．

○歯科医院内での利用

◆当歯科医院において患者に提供する医療サービス
◆医療保険事務
◆当歯科医院の管理運営業務のうち，
　・予約状況把握等の診療室管理，会計・経理
　・医療事故等の報告
　・当該患者の医療サービスの向上
　・医療・介護サービスや業務の維持・改善のための基礎資料
　・当歯科医院の内部において行われる学生の実習への協力
　・当歯科医院の内部において行われる症例研究

○歯科医院外へ，医療情報を提供することによる利用

◆当歯科医院が患者に提供する医療サービスのうち，
　・他の医療機関，助産所，薬局，訪問看護ステーション，介護サービス事業者
　　等との連携，他の医療機関等からの照会への回答
　・患者の診療等にあたり，外部の医師等の意見・助言を求める場合
　・検体検査業務の委託その他の業務委託，家族等への病状説明
◆医療保険事務のうち，
　・保険事務の委託
　・審査支払機関へのレセプトの提出
　・審査支払機関または保険者からの照会への回答
◆事業者等からの委託を受けて健康診断等を行った場合における，事業者等への
　その結果の通知
◆医師賠償責任保険などに係る，医療に関する専門団体，保険会社等への相談ま
　たは届出等
◆当歯科医院の管理運営業務のうち，外部監査機関への情報提供

　上記の目的のうち，同意しがたいものがある場合には，その事項について，あ
らかじめ本人の明確な同意を得るようお申し出ください．お申し出がない場合に
は，上記の利用目的について同意が得られたものとさせていただきます．なお，
同意および留保については，いつでも変更することが可能です．

図　院内掲示用ポスターの例（筆者が作成したもの）．

Ⅲ．学校では教えてくれない?!　歯科医院の法律相談Ｑ＆Ａ　　*243*

族には言わないでほしい」と要望されていないのであれば，家族に連絡をとることが可能です．

黙示の同意──家族同行による

　上記のとおり，院内掲示がしてある場合，患者に断りを入れずに家族に連絡することは法的には許容されますが，患者との信頼関係を考えると，「治療内容などについて，きちんと説明したいので，ご家族と一緒に来てください」と促すほうが対応はスムーズにいくかもしれません．家族が同席する場で説明を行い，そのことに対して患者さんから異議がないのであれば，家族に説明することについて患者の"黙示の同意"があるものとみなすことができます（前記のガイダンスより）[1]．

　家族と歯科医師の会話内容が患者にもわかりますし，家族ぐるみでのフォローが期待できますから，可能であれば，このような方法が望ましいと言えます．

[1]……訪問診療の際に患者宅にいる家族に説明することも，患者による黙示の同意により認められるものと考えます．

2 患者対応

Q43 治療費の支払いをしない患者への対応

自費の補綴を入れた患者さんが，診療後に受付で「持ち合わせがないから次回支払う」とおっしゃり，受付も了承してそのまま帰宅してもらいました．ところが，その日から1カ月近く経っても，未だに支払いに来ません．このようなとき，どのように対応するのがよいのでしょうか．

自己負担金の支払いをしない患者への対応

① 電話や手紙での催促

支払いを行わない患者への対応として，まずは電話や手紙で支払いを促します．手紙での催促は複数回試み，1通目は丁寧かつ優しい語調で記載し，支払いがない場合には2通目以降，徐々に語調を強めていく方法が考えられます（手紙のタイトルも最初は「治療費未納のお知らせ」や「治療費お支払いのお願い」などとし，2通目からは「請求書」「督促状」「通告書」と変えていく）．

また，1通目は普通郵便で郵送し，2通目以降，書留郵便，配達証明付きの内容証明郵便[1]と，郵送の種類を変更していきます．郵送する前に手紙のコピーを控えとしてとっておくことも大切です．この段階で弁護士に依頼し，弁護士名で内容証明郵便を送付することによって速やかに支払いに応じる場合もあります．

※1……内容証明とは，いつ，いかなる内容の郵便が誰から誰に差し出されたかを証明してくれるサービスです．1頁あたりの行数や字数など，条件がありますので，詳しくは日本郵便のホームページを参考にするかお近くの郵便局でお問合せください（インターネット上から24時間差し出せる電子内容証明郵便もあります）．また，相手方に届いたことを証明することも大切ですので，実際に郵送するときは「配達証明付き内容証明郵便で送ってください！」と言ってください．

Ⅲ．学校では教えてくれない⁈　歯科医院の法律相談Q＆A　*245*

治療費未納のお知らせ

令和○年○月○日

○○○○様

医療法人○○会○○歯科医院
TEL 00-0000-0000

前略
　令和○年○月○日お支払い予定となっていた下記治療費について，未だにお支払いをいただいておりません．
　つきましては，令和○年○月○日までに，下記口座にお振込みくださいますようお願い申し上げます．併せて弊院までご連絡くださいますと幸いです．
　ご不明の点等ございましたら，当院までご連絡くださいますようお願いいたします．
　万一，本書と行き違いでお支払いの場合は，あしからずご容赦くださいますようお願いいたします．

草々

記

令和○年○月○日　ファイバーコア　○万円
令和○年○月○日　オールセラミックブリッジ
　　　　　　　　　　１歯あたり○万円×3
　　　　　　　　　　合計　　○○万○○○○円（税込）
振込先　○○銀行○○支店　普通預金
口座番号　01234567
口座名義　医療法人○○会（イリョウホウジンシャダンマルマルカイ）

以上

図　患者に支払いを促す手紙の一例．

②　裁判所の手続き（訴訟手続）

　それでも支払わないのであれば，裁判所の手続きを用いることが考えられます．裁判所の手続きとしては，「通常訴訟」以外に「少額訴訟」や「支払督促」があります．
　「少額訴訟」は，60万円以下の金銭請求について原則１回の審理のみで即日判決がなされる簡便な訴訟で（民事訴訟法第368条以降），原則

1回だけ簡易裁判所に行けば足りる手続きです．証拠はその場ですぐに取り調べができるものに限られるので，事前に準備が必要です．この訴訟は同一の簡易裁判所において年間10件までしか利用することができないので，例えば1つの法人（医療法人や学校法人等）で複数の医療機関を持っている場合などは注意が必要です．

「支払督促」は，簡易裁判所書記官から患者に対して請求の書面（支払督促）を送ってもらう手続きです（民事訴訟法第382条以降）．患者が書面を受け取ってから2週間以内に裁判所に異議申立てをしなければ，医療機関の請求が認められる点に特色があります．

ただし「少額訴訟」も「支払督促」も，患者から異議申立てがなされた場合は通常の訴訟手続（普通の"裁判"）に移行することになり，長期間にわたって平日に裁判所に複数回行かなければなりません[※2]．通常の訴訟手続に移行した場合には，忙しい先生方がご自身で慣れない訴訟手続の対応をすることとなり，現実的には困難と思われるため，弁護士に依頼する必要が生じます．

③ 裁判所の手続き（執行手続）

「通常訴訟」や「少額訴訟」，「支払督促」などの手続きを経て，歯科医院の"患者に対する請求権"を裁判所に認めてもらった後は，実際に金銭を取り立てる強制執行が可能です．強制執行は，患者の不動産や預金債権などを差し押さえて現実に金銭を取り立てる手続きですが，費用もかかり，財産がどこにあるかわからないと回収ができないなど，制約が多いのが難点です．

どこまでやるか方針を決めておく

高額の未収金ではない限り，回収した金額よりも回収にかかる費用のほうが高くついてしまうケースも考えられます．他方で，"歯科医院の

※2……支払督促に対して異議が出された場合の訴訟手続は，相手方の住所地を管轄する裁判所でなされます．たとえば神奈川県の歯科医院が（治療費を支払わずに引っ越してしまった）熊本県在住の患者に支払督促を行い，患者から異議申立てがなされた場合，熊本県の裁判所で"裁判"が行われることになります．

治療費は踏み倒しても構わない"と思われるわけにはいきませんし，歯科界全体のためにも好ましくありません．少額の未収金も積もり積もれば医院経営に悪影響を及ぼしかねません．

そこで，回収のための努力をどこまで行うか，方針を決めておくことが重要です．

前述のように，配達証明付き内容証明郵便を出しても音沙汰がないようなケースや高額のケース，その他悪質なケースでは「少額訴訟」や「支払督促」を検討するといった方針が考えられます．手紙で支払いを促す際の文面をあらかじめ複数種類用意しておくことも，迅速な未収金回収，また未収金回収にかける手間の節減に資するものと思われます．

患者とのトラブルを誘発する可能性も

たとえばインプラントを埋入してから麻痺が生じたなど，合併症の発症を理由として患者が支払いを拒否している場合，治療費の請求を行うことをきっかけに患者から医療過誤の主張がなされる可能性もあります．

合意ができたら書面にする

電話や手紙で支払いを促したところ，"分割であれば支払える"として分割払いの約束がなされた場合には，約束を書面の形にしておくことが大切です．なお，"自費診療"についての減額はともかく"保険診療"の自己負担部分を医療機関の判断で減額することはできませんのでご注意ください．

消滅時効に注意！

患者に対する診療に関する債権は，請求できることを知った時から5年で時効消滅してしまいます（民法第166条第1項第1号）．5年以内に患者から合意書面をとるか，上記の裁判所による手続きを行わないと治療費を回収できなくなってしまう危険性があります[※3]．

その他の制度について

保険診療については，保険者から患者に請求等をしてもらう保険者徴収制度[※4]があります．しかし，条件が厳しく利用しにくい制度と言わざるを得ません．

なお，患者に対する治療費（診療報酬）債権を債権回収会社に売ったり回収を委託することはできません（弁護士法第72条，債権管理回収業に関する特別措置法第2条）．

*

治療費の未収は診療所経営に重大な影響を及ぼす問題です．以前は公共団体や病院などが債権回収することは好ましくないとされていましたが，現在はその風潮も変わったものと思われます．むしろ，支払いを怠る患者の診療を，他の患者が支払う治療費でまかなう状態となるほうが問題であろうと思います．

※3……時効の起算点の問題や，訴訟外で支払いを要求していた場合についての「催告」という制度もあるため，個別の治療費（診療報酬）債権が時効期間を過ぎてしまっているかの判断には検討を要します．いずれにしても余裕をもって行動することが大切です．

※4……保険医療機関（歯科医院）が「善良な管理者と同一の注意」をもって被保険者（患者）から一部負担金の支払いを受けようと努力したにもかかわらず，被保険者が支払わない場合に，保険者に請求して，保険者に被保険者の財産を処分して換価してもらい，未払い金相当額の支払を受けることができる制度です（健康保険法第74条第2項，国民健康保険法第42条第2項）．しかし，「善良な管理者と同一の注意」を尽くしたと評価されるのが難しいうえに，未払いの一部負担金が60万円を超えていない等の場合には，原則，保険者徴収は行われません．そのため，実効性ある制度とは言いがたいものと思われます．

<参考文献>

1) 平沼直人編著：医療機関のトラブル Q & A（石原博行執筆部分）．公益財団法人労災保険情報センター，東京，2016．

Ⅲ．学校では教えてくれない？！ 歯科医院の法律相談Ｑ＆Ａ　　*249*

2 | 患者対応

Q44 | 返金要求への対応

矯正治療を行っている患者が，「遠方への転勤が決まったため，来院
が難しくなってしまった．転勤先で治療の続きを行う際にもお金が
かかるので返金してもらいたい」と申し出てきました．当院では矯
正治療を行う際に，装置代等として90万円を前払いでいただき，そ
れ以外に毎回5,000円を処置料としていただいています．現在，動的
矯正治療の最中ですが，返金に応じる必要はあるのでしょうか．ま
た，もし一部だけ返金する場合は，いくら返金すればよいのでしょ
うか．

　たとえば治療全体の６割が終了しているのであれば，残りの４割分
（本件の場合36万円）については返金すべきと考えられます．ただし，
治療全体の何割が終了しているのかは，ケースごとの判断となります．

(準)委任契約のルール

　歯科医師と患者との診療契約の法的性質は"（準）委任契約"ですが，
委任契約においては「委任者と受任者はいつでも，理由の如何を問わず，
契約を終了することができる」とされています[※1]．その場合，受任者
（歯科医師）は，履行（治療）の割合に応じて報酬（治療費）を請求す
ることができますが，履行していない部分について報酬を請求すること
はできません．矯正治療や補綴治療等は「請負契約的要素があるのでは
ないか」という意見もありますが，裁判実務では（準）委任契約として
扱われています．

　そのため，このケースでは，前払いしてもらった90万円のうち，す

[※1]……ただし，歯科医師側は正当な事由がない限り，一方的に治療を中断することはできま
せん．歯科医師法で，正当な事由がない限り，診療の求めに応じなければならないとされて
いるからです．

でに治療した54万円分だけ受領することができ，まだ治療していない36万円分については返金しなければなりません．

　なお，毎回支払ってもらっていた5,000円については，毎回の処置の対価と考えられるため，返金の必要はありません．

履行の割合について

　未治療部分の割合に応じて返金を行うため，どのケースでも「本治療の履行部分は何割か？」との疑問が生じることは避けられません．しかし，前述のようにケースごとに事情が異なるため一概には断言できず，個別での判断となります．学会が指針を示している場合もあるため，所属されている学会の規程を確認してみると参考になるかもしれません．

　現実的には，ある程度の根拠（見込みの総治療期間とすでに治療を行った期間の割合や，すでに行った処置に要した実費の額など）を示して返金額を患者に説明し，合意が得られた段階で返金するとの対応をせざるを得ません．患者が「全額を返すべきだ」と無理を主張する場合には，なかなか合意に至らない可能性もあります．返金額について合意が得られない以上，返金はできません．歯科医師としては，患者が合意・金額の交渉・訴訟のいずれかを選択するのを待つしかありません．

"返金しない"という特約は有効？

　先生方から「前払いしてもらうときに"理由の如何を問わず返金いたしません"との特約を結んでいるが，その場合には返金しなくても構わないのではないか？」との質問を受けることがあります．

　そもそも"そのような合意が有効なのか"という点ですが，消費者契約法が適用されれば無効となる可能性があります．消費者契約法第10条では"信義則に反する程度に消費者の利益を一方的に侵害するものは無効"とされています．

　大学受験予備校が受講者との間に締結した"代金払込み後の解除を一切許さない"とした特約が"無効である"とした東京地裁平成15年11月

```
                    覚    書

    _____御中


  1   私は，本日，貴歯科医院において受けてい
      る治療に関して，前払いした治療費の返金
      として_____円を受領しました．


  2   これ以外に，私から貴歯科医院（貴法人）
      や貴歯科医院（貴法人）の医療従事者およ
      び従業員に対する請求権は何もありません．


                        令和　年　月　日


  住所_____


  氏名_____㊞
```

図　覚書の一例.

10日判決もありますので，「理由の如何を問わず返金しない」という特約が無効とされるリスクは否定できません．

　なお，東京地裁平成19年3月26日判決（裁判所HP）には「"歯科医院側に責任のない理由によって治療が中断した場合には返金の必要がない"との特約がある場合には返金しなくてもよい」と解釈できる記載があります．

　もし「返金しない」との特約を締結したいのであれば「理由の如何を問わず返金いたしません」ではなく「歯科医院に責任のない理由で治療

を中断した場合には返金いたしません」というように，理由を限定してはいかがでしょうか．

返金する際の注意点

また，返金する際には必ず受領証または覚書を書いてもらってください．現金で返金しても受領証を受け取っていないと，返金した事実を証明すること ができず，もう一度請求された際に，これを拒むことができません．

さらに，いったん返金しても，追加で請求されてしまう可能性もあるため，可能であれば返金する際に "これ以外に請求権はありません" という一文を加えた覚書を作成すると，より安全です（**図**）．

*

ここでは矯正治療のケースでしたが，インプラントや保険外の補綴等の治療でも同じです．保険外診療で治療費の前払いをお願いしている場合は，患者からの返金要求にどう対応するのか，準備をしておいてください．

2 患者対応

Q45 大声で騒ぎ不満を主張する問題患者への対応

補綴治療をした患者が「補綴物が合わない」と訴え，頻繁に予約外で訪れて「今すぐ治療をしろ」「違和感があるのは治療がヘタだからだ」「ヤブ医者は廃業しろ」「治せないなら"誠意"をみせるべき」など受付で大声を出すため非常に困っています．治療は丁寧かつ適切にやりました．待合室で大声を出すため他の患者にも迷惑ですし，診療室でも理解困難な不満を長時間述べるので，診療の妨げにもなっています．どうしたらよいでしょうか．

　少なくとも治療に対する不満を述べており，自院ではそれ以上の対応が難しいのであれば，大学病院等の専門医療機関を紹介すべきでしょう．紹介先で何らかの心的な素因や，その他の発見困難な要因等に対応してもらうことで，患者の訴える不満が解消される可能性もあります．

　もっとも，"誠意"を要求するなど，ご質問の患者は金銭を求めているだけなのかもしれません．適切に治療しているのであれば，慰謝料等を支払う必要はなく，患者が悪態をついたり大声を上げている言動をすべて記録し，段階を追って診療をお断りしていきましょう．警察や弁護士への相談も併せて行ってください．

診療を断る正当な事由

　いわゆる"問題患者"と対峙するうえで気をつけなければならないのが，応招義務です（「5．応招義務」39頁参照）．歯科医師法第19条第1項は「診療に従事する歯科医師は，診察治療の求があつた場合には，正当な事由がなければ，これを拒んではならない」と定めているため，うかつに診療を拒否すると「違法な診療拒否だ！」と，さらなる不満をぶつけてくる危険があります．そこで重要となるのは，①段階を踏んだ警告と，②記録化です．

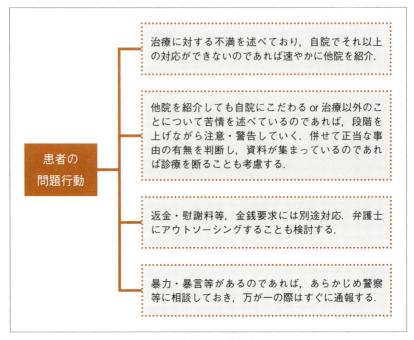

図　問題患者への対応.

　①は「やめてください→やめない場合は診療できません→診療できません」というように段階を踏んで警告すべきということです．もちろん，スタッフや他の患者に暴力をふるう等の犯罪行為に及んだ場合には，最初の段階で診療をお断りすることもありえます．

　②は診療を断る正当な事由を立証するための記録化です．診療を拒否する場合には，医療機関側で正当な事由があることを立証しなければならず，そのための資料収集が必要となります．大声で騒いだり悪態をついている状況を（発言内容は要約せずに，話したとおりのままに）詳細にカルテ等に記録してください．

　また，患者が暴力をふるったり，大声で悪態をついたりしているところを録音・録画することも有効です．スタッフが手控えにメモした場合には，誰がいつ作成したのかわかるようにして，そのメモもカルテと一緒に保存しておくことをお勧めします．「正当な事由」があることを第

三者にわかってもらえる程度に資料が集まったら，診療拒否を検討しても構いません．判断に不安があるようでしたら，弁護士にご相談ください．

なお，返金要求や慰謝料請求には別途対応する必要があります．ご自身で対応されても構いませんが，連絡窓口を弁護士に移したほうが負担が少ないと思います．

警察等への相談

患者が暴力をふるったり，大声で怒鳴り続けるなどの危険がある場合には，最寄りの警察へ事前に相談しておくことをお勧めします．そして，いざという時のための対策を聞き，相談した日時・内容などを記録しておいてください．万が一スタッフが問題患者に危害を加えられた際に，安全配慮義務を果たしていたかどうかの判断材料となるからです．

また，ショッピングモールなどの商業施設で開業している場合は，施設内の警備室に相談し，協力を依頼するのも手段のひとつです．

スタッフとの連携

スタッフには，患者からハラスメントに該当する発言や問題行動等があった場合には必ず記録・報告をするよう，指導を徹底してください．これはスタッフ自身を守ることにも繋がります．まず，スタッフが見聞きした患者の問題行動については，詳細にカルテや歯科衛生士業務記録あるいは受付記録などに書き留めさせ，ただちに報告してもらいます．報告を受けた歯科医師は，実際に現場を見ていなくとも，スタッフからの報告としてカルテに記載しておいてください．そして，患者へ注意をしてください．

スタッフには「診療を断る"正当な事由"が立証できる程度の資料が集まるまで我慢してほしい」と伝えて，情報を共有してください．スタッフが終わりの見えない辛抱をしなければならなくなり，過大なストレスにさらされる危険があるからです．

問題患者対策の意義

　患者から暴力やハラスメント発言があった場合にスタッフを守れなければ，スタッフが次々と離職してしまうかもしれませんし，場合によってはスタッフに対する安全配慮義務違反や労働災害の発生ということにもなりかねません．他の患者からは雰囲気の悪いクリニックと思われてしまいますし，問題患者の対応に追われると，他の患者への診療がおろそかになり，多くの患者が医院から離れてしまう可能性もあります．ですから，問題患者対策は，スタッフを守り，他の患者を守り，クリニックを守ることに繋がるのです．

　問題患者から金銭要求をされた場合は，代理人弁護士に対応を任せ，当該患者は大学病院等への紹介か診療を断ることで，自院の平穏を取り戻してください．

Ⅲ．学校では教えてくれない？！　歯科医院の法律相談Q＆A　　257

2 患者対応

Q46 歯科医院の防犯カメラ

先日，昼休みに診療所から外に出たところ，当院の看板にブロックが投げつけられて破損していました．日中だったので誰か見ていないかとも思ったのですが，目撃者はいないようです．今後はいたずら防止のために，防犯カメラを取り付けようと考えていますが，設置にあたって気を付けるべきことはあるでしょうか．また，併せて歯科医院の中にも取り付けることを考えていますが，いかがでしょうか．

　防犯カメラの設置を検討している歯科医院において大切なことは，撮影される患者やスタッフのプライバシーに配慮して設置場所を決める，ということです．たとえば，トイレの中や更衣室にカメラを設置することは当然許されませんし，スタッフルームなどについては慎重に検討しなければなりません．また，待合室や診療室に設置する場合も，防犯カメラで撮影中であることを掲示するなどの配慮がなされることが望ましいといえます．

歯科医院内の防犯カメラ

　さて，プライバシー保護の観点からの配慮は必要になるわけですが，それでも私としては，歯科医院内に防犯カメラを設置することを強くお勧めいたします．以下，役立つ場面を簡単にご紹介いたします．

　歯科医院においてスタッフが現金を横領していたという事例では，誰が盗ったのかという点の解明に非常に役立ちました．スタッフが横領をしたとしても，証拠もなく憶測で犯人と決めつけることは絶対に避けなければなりません．しかし，（誰かが盗ったことは明らかなのに）誰が犯人かわからないという状況は不信感を生みます．

　また，待合室で患者が他の患者に暴力を働いたという事例でも役に立

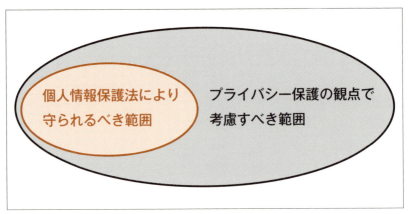

図　事業者が配慮すべき範囲（文献[1]より）.

ちました．スタッフの目が届かず，患者の言い分が食い違っていて何が真実であるのかわからない状況では，防犯カメラの画像は非常に役に立ちます．迷惑行為・暴力行為があった場合には，状況に応じて警察への通報や診療拒絶を含めた患者への警告・注意を検討することになりますから，状況把握は非常に大切です．患者から，「保険証を返却されていない」という問い合わせがあった際に，その方の保険証と同じ色のカードを返却している映像が記録されていたことでトラブル化を防ぐことができたという事例も聞き及んでおります．

　加えて，総合病院の事例ですが，患者が転倒したという事例において，防犯カメラの映像のおかげで，その際の看護師の対応が明らかとなったというケースもありました．歯科医院においても，たとえば，患者の生命に関わるような事例においては，医療スタッフがどのような行動をとったのかということの事後的な検証にも有用と思われます．

屋外に取り付ける防犯カメラ

　屋外に防犯カメラを取り付ける場合には，歯科医院内に取り付けるのとは別の注意が必要となります．

　東京地裁平成21年5月11日判決（判時2055号85頁）では，屋外にカメラを設置したこと等がプライバシー侵害に該当するとしてカメラの撤去や

慰謝料の支払いが命じられております．この事案は近隣住民同士のトラブルで，被告となった住民がカメラ3台を設置し，原告となった住民の自宅の駐輪場や玄関付近などを撮影していた行為についてのものです．しかも，被告は原告の日常生活について記載した記事をホームページ上で公開していたということですから，特殊な事案であることは間違いありません．

　しかしながら，「防犯カメラを設置するときには他の住居の敷地内が映らないようにすることが大切である」という教訓を導き出すことができるものと考えられます．防犯カメラを設置する場合には，防犯という目的を達成するために必要最小限の方法をとることが近隣住民とのトラブル回避のために望ましいものといえそうです．

　また，映像データの保存期間についても，永続的に保存するということではなく，利用目的を達成するために必要な範囲での期間とすべきですから，この点でも注意が必要です．歯科医院の所在する都道府県や市区町村によっては，防犯カメラの設置に関する条例やガイドラインが定められている場合もあり，その中で保存期間についての定めがある場合もありますから，事前に調べることをお勧めいたします．たとえば，愛知県の「防犯カメラの設置及び運用に関するガイドライン」[2]では「画像の保存期間は，設置目的を達成する範囲内で，必要最小限度の期間（最大1カ月）とします．ただし，設置者等が犯罪・事故の捜査のため特に必要と判断するときは，保存期間を延長することができます」とされております．

　プライバシーに配慮し，地域のガイドライン等に従って，防犯カメラをご利用いただくことをお勧めします．

<参考文献>
1）IoT推進コンソーシアム，総務省，経済産業省：カメラ画像利活用ガイドブック（平成30年3月 ver2.0).
（https://www. soumu.go.jp/main_content/000542668. pdf）
2）愛知県：防犯カメラの設置及び運用に関するガイドライン．
（https://www.pref. aichi.jp/uploaded/attachment/35114.pdf）

判例索引

判例概要		判決裁判所および年月日	掲載頁
アナフィラキシー	救急対応	さいたま地裁平成22年12月16日	159
	バイタルサイン確認	青森地裁弘前支部平成15年10月16日	159
医療水準	アスピリン喘息	福岡地裁平成6年12月26日	27
	医療環境	最高裁第二小法廷平成7年6月9日	25
	根管治療	東京地裁平成23年2月14日	26
	注意義務	最高裁第三小法廷昭和57年3月30日	25
インプラント	術後管理義務違反	大阪地裁平成20年5月9日	77
	術前CT撮影	東京地裁平成20年12月24日	73
		東京地裁平成24年10月25日	74
		名古屋地裁平成25年2月22日	74
		東京地裁平成26年3月21日	74
		横浜地裁平成29年11月8日	74
		大津地裁令和4年1月14日	75
		東京地裁令和4年5月26日	75
	説明義務	東京地裁平成26年8月21日	80
		東京地裁平成27年7月30日	79
	説明義務違反	大阪地裁平成15年1月27日	68
		大阪地裁平成20年5月9日	71
		東京地裁平成20年12月24日	70
		東京地裁平成24年10月25日	70
	注意義務違反	東京地裁平成20年12月24日	76
		東京地裁平成25年3月4日	76
		東京高裁平成26年12月26日	76
応招義務	拒絶の正当事由	青森地裁平成24年9月14日	40
		東京地裁平成29年2月9日	40
	請求棄却	弘前簡裁平成23年12月16日	39
プライバシー	屋外カメラ	東京地裁平成21年5月11日	258
顎関節症	義歯装着等	東京地裁平成25年8月30日	115
	咬合調整	東京地裁平成23年11月24日	115
		東京地裁平成25年8月30日	116
		東京地裁平成26年10月23日	115

顎関節症	スプリント	東京地裁令和4年9月16日	115
	歯の削合	東京地裁平成30年7月13日	114, 115
	不治療による悪化	東京地裁平成24年9月20日	115
		東京地裁平成25年7月18日	115
	不適合冠	東京地裁平成24年3月15日	115
	ブラケット除去	東京地裁令和元年5月17日	115
	ブリッジ装着	東京地裁平成25年4月18日	115
カルテ	追記と改ざん	東京地裁平成15年7月10日	190
	紛失	大阪地裁平成20年2月21日	193
気道閉塞	乳歯落下	浦和地裁熊谷支部平成2年9月25日	158
	ロールワッテ	さいたま地裁平成26年10月10日	158
矯正治療	治療中のう蝕	東京地裁平成15年7月10日	85
	治療時の歯根吸収	東京地裁平成20年12月25日	85
金属アレルギー	インプラント体	東京地裁平成29年2月16日	118, 119
	陶材焼付鋳造冠	東京地裁令和3年4月30日	119
	パッチテスト	東京地裁平成13年6月21日	119
		東京地裁平成23年4月28日	119
		東京地裁平成25年8月22日	119
		東京地裁平成26年2月26日	119
誤飲	気道内異物落下	浦和地裁熊谷支部平成2年9月25日	139
口腔衛生管理	う蝕等の見落とし	東京地裁平成29年2月16日	134
	矯正治療中のう蝕	東京地裁平成15年7月10日	134
	通院中の歯周炎	東京地裁平成29年4月21日	135
口腔がん	過失なし	東京地裁平成24年12月26日	127
	過失あり	大阪地裁平成9年3月7日	126
根管治療	穿孔	東京地裁平成17年2月25日	98
	抜髄しない過失	東京地裁平成15年6月11日	99
	不十分な根管充填	東京地裁平成23年2月14日	97
裁量	説明義務	東京地裁平成12年7月28日	32
		東京地裁平成13年12月20日	31
歯科麻酔	アナフィラキシー	青森地裁弘前支部平成15年10月16日	153
	オーラ注（損害金）	さいたま地裁平成22年12月16日	154, 155

歯科麻酔	キシロカイン（請求棄却）	浦和地裁昭和60年9月30日	154
		青森地裁弘前支部平成15年10月16日	154
歯科麻酔	キシロカイン（損害金）	東京地裁昭和58年11月10日	154
		福岡地裁平成25年9月17日	154
	請求棄却	東京地裁平成23年4月28日	154
		東京地裁平成26年12月25日	154
		東京地裁平成30年3月27日	154
	ラボナールA（業務上過失致死）	東京地裁昭和47年5月2日	154
守秘義務	会社への患者情報提出	さいたま地裁川越支部平成22年3月4日	59
	カルテ等の引き渡し	東京地裁平成30年12月26日	60
	患者の秘密の漏示	奈良地裁平成21年4月15日	59
		大阪高裁平成21年12月17日	59
		最高裁第三小法廷平成24年2月13日	59
		大阪地裁平成26年6月6日	59
		大分地裁令和元年12月19日	60
	検査結果の漏示	東京地裁平成11年2月17日	59
	文書の開示	東京地裁平成25年11月22日	60
切削	説明義務違反	東京高裁平成31年1月16日	110
説明義務	インプラント神経損傷説明義務違反	東京地裁平成20年12月24日	208
	インプラント説明義務違反	大阪地裁平成15年1月27日	206
	下歯槽神経麻痺の可能性	東京地裁令和3年10月14日	200
	矯正中のう蝕	東京地裁平成15年7月10日	35
	歯科医師の裁量	東京地裁平成13年12月20日	37
	手術当日の説明	東京地裁平成25年2月7日	71
	診断内容等	最高裁平成13年11月27日	35
	舌神経損傷の可能性	東京地裁令和2年11月30日	199
	説明義務違反	東京地裁平成12年7月28日	37

説明義務	即日治療	東京地裁平成28年4月28日	196
	智歯抜歯	東京地裁平成29年3月23日	198
	治療当日の説明	東京地裁平成25年2月7日	196
		大阪地裁平成30年2月28日	194
	フルブリッジ説明義務違反	大阪地裁平成18年8月30日	207
治療中断	返金	東京地裁平成19年3月26日	251
同意のない治療	無断支台歯形成	東京地裁平成12年7月28日	205
抜歯	誤抜歯	東京地裁平成15年9月1日	101
	歯根分割	大阪地裁平成16年9月29日	104
		富山地裁平成19年1月19日	104
	適応の判断	東京地裁平成19年10月4日	101
		東京地裁平成26年3月27日	102
無断抜髄	同意の有無	大阪地裁平成18年9月29日	96
薬剤投与	アスピリン喘息	前橋地裁平成24年8月31日	150, 160
	アナフィラキシー	東京地裁平成26年12月18日	150
	ロキソニン	福岡地裁平成6年12月26日	150, 160
ラバーダム	アナフィラキシー	さいたま地裁平成22年12月16日	133
	医療水準	東京地裁平成29年1月26日	130, 131
	根管内細菌侵入	東京地裁平成24年9月20日	131
	使用義務なし	東京地裁平成24年9月20日	130
	バイタルサイン確認	さいたま地裁平成22年12月16日	131
	不使用による注意義務違反	東京地裁令和元年5月17日	131
リーマー破折	過失認定	東京地裁平成24年9月13日	89
	過失否定	東京地裁平成19年5月10日	88
	他院での破折	東京地裁平成13年3月12日	92
	判断なし	東京地裁平成25年3月28日	89
ワーファリン	中止による死亡	横浜地裁平成23年1月20日	148
		大阪地裁平成29年12月5日	148

末石 倫大（すえいし ともひろ）

末石・古久保法律事務所
〒101-0021 東京都千代田区外神田2丁目2-17 喜助お茶の水ビル5階

略 歴

2008年3月	早稲田大学法学部 卒業
2010年3月	一橋大学法科大学院 修了
2010年9月	司法試験合格
2011年12月	最高裁判所司法研修所 修了
	弁護士登録（第一東京弁護士会，平沼髙明法律事務所）
2022年5月	末石・古久保法律事務所 開設

会務・公務

2017年2月	日本弁護士連合会・倫理研修教材作成チーム委員
2019年12月	第一東京弁護士会・総合研修センター倫理部会委員
2020年9月	第一東京弁護士会・修習委員会委員
2022年6月～2023年6月	文部科学省 原子力損害賠償紛争審査会専門委員

学会，研究会関係

社会歯科学会（理事）／日本歯科医療管理学会（倫理審査委員会）／日本臨床歯周病学会（倫理利益相反委員会）／日本接着歯学会（研究倫理審査委員会）／日本矯正歯科学会（研究倫理審査委員会）／ほか

著 書

（単行本・いずれも分担執筆）社会歯科学会 編著「歯科六法コンメンタール」／平沼直人 編著「医療機関のトラブルＱ＆Ａ」／医療訴訟判例研究会 編集「医療訴訟判例データファイル」／医療介護労務研究会 編集「医療・介護をめぐる労務相談」／ほか

（雑誌）「こんなときどうする？－歯科医院のトラブルシューティング講座－」歯界展望，120：1~6（2012年7～12月号）／「新・こちらジュリスト」日本歯科評論，2015年1月号から連載中／ほか

本書の複製権，翻訳権，翻案権，上映権，貸与権，公衆送信権（送信可能化権を含む）は，(株)ヒョーロン・パブリッシャーズが保有します．本書を無断で複製する行為（コピー，スキャン，デジタルデータ化など）は，著作権法上の限られた例外（私的使用のための複製）を除き禁じられています．また私的使用に該当する場合でも，請負業者等の第三者に依頼して上記の行為を行うことは違法となります．

JCOPY ＜出版者著作権管理機構 委託出版物＞

本書を複製される場合は，そのつど事前に出版者著作権管理機構（Tel 03-5244-5088，Fax 03-5244-5089，e-mail：info@jcopy.or.jp）の許諾を得てください．

治療トラブルと経営リスクから
歯科医院を守る法律相談
──即実践できる予防策・解決策 Q&A

2025年1月17日 第1版第1刷発行 ＜検印省略＞

著 者 末 石 倫 大
発行者 髙 津 征 男

発行所 **株式会社ヒョーロン・パブリッシャーズ**

〒162-0041 東京都新宿区早稲田鶴巻町531-5 OKADOビル
TEL 03-6709-6771 振替 00140-9-194974
URL：https://www.hyoron.co.jp E-mail：edit@hyoron.co.jp
印刷・製本：日本ハイコム

©SUEISHI Tomohiro, 2025 Printed in Japan
ISBN978－4－86432－086－3 C3047
落丁・乱丁本は書店または本社にてお取り替えいたします．